SU MÉDICO
DE CABECERA

SU MÉDICO DE CABECERA

SEGUNDA EDICIÓN

Roberto Mendoza

Copyright © 2014 por Roberto Mendoza.

Primera edición en español
Número de registro: 03-1999-082013064500-01

Número de Control de la Biblioteca del Congreso de EE. UU.:   2014912926
ISBN: Tapa Blanda   978-1-4633-8911-6
               Libro Electrónico   978-1-4633-8910-9

Todos los derechos reservados. Ninguna parte de este libro puede ser reproducida o transmitida de cualquier forma o por cualquier medio, electrónico o mecánico, incluyendo fotocopia, grabación, o por cualquier sistema de almacenamiento y recuperación, sin permiso escrito del propietario del copyright.

Las opiniones expresadas en este trabajo son exclusivas del autor y no reflejan necesariamente las opiniones del editor. La editorial se exime de cualquier responsabilidad derivada de las mismas.

Este libro fue impreso en los Estados Unidos de América.

Fecha de revisión: 22/07/2014

Para realizar pedidos de este libro, contacte con:
Palibrio LLC
1663 Liberty Drive
Suite 200
Bloomington, IN 47403
Gratis desde EE. UU. al 877.407.5847
Gratis desde México al 01.800.288.2243
Gratis desde España al 900.866.949
Desde otro país al +1.812.671.9757
Fax: 01.812.355.1576
ventas@palibrio.com

ÍNDICE

SU MEDICO DE CABECERA 9
AGRADECIMIENTOS 11
INTRODUCCION 13
ENFERMEDAD DE ALZHEIMER 19
ASMA 24
CALIDAD DE VIDA 27
CANCER 29
Contaminación y salud 34
DEPRESION 37
DIABETES MELLITUS 40
DROGADICCION 45
ESQUIZOFRENIA 49
HEPATITIS VIRAL 53
HIPERCOLESTEROLEMIA 58
HIPERTENSION ARTERIAL 62
HIPERPLASIA PROSTATICA BENIGNA 65
INFARTO DEL MIOCARDIO 69
INFECCIONES TRIVIALES E INFECCIONES GRAVES 73
INSUFICIENCIA CARDIACA 77
OBESIDAD 81
OSTEOPOROSIS 86
SIDA 90
COMO FUNCIONA EL VIRUS DE
INMUNODEFICIENCIA HUMANA (VIH) 94
INFECCIONES DE TRANSMISION SEXUAL (ITS) 96
VIH/SIDA 105
ABORTO EN MÉXICO 112
METODOS ANTICONCEPTIVOS 115
MECANISMOS DE ACCIÓN DE ANTICONCEPTIVOS 116
HOMENAJE A ALFONSO REYES 120
RESUMEN 125

Dedicatoria

A Carmen, Paloma y Roberto Oriol
Con todo mi amor

Médico, Cirujano y Farmacólogo, con Post-Doctorado, Doctorado y Maestría en Ciencias, obtenidos con mención honorífica, en USA, Francia y México, respectivamente. Actualmente es Vicepresidente y Director Técnico del Tercer Autorizado en Evaluación Sanitaria (TAES)

Comisionado de Autorización sanitaria durante, 2010 a 2012, de la Comisión Federal de Prevención Contra riesgos Sanitarios (COFEPRIS)

"Post-Doctoral Fellow" del Instituto de Investigación de Stanford (USA). "Doctoral Fellow" del Instituto Gustave-Roussy y Universidad Pierre et Marie Curie de París, Francia. Ex becario de Maestría en Ciencias en Farmacología y Doctorado por el IPN y CONACYT. Egresado del curso de Alta Dirección de Empresas (AD1) del IPADE.

Autor de los libros, Antropología médica y sexualidad (en prensa) La espada en la Rosa, el color de la pasión. Amorifilia, Amor sin tiempo, Elogio a la longevidad sana y saludable. Ambos libros publicados en español, inglés y francés por en Palibrio, ABC de los Medicamentos 2008, Su médico de cabecera (IPN), Vademécum de Medicamentos Anti-Infecciosos 1997-2005 (PLM), Antimicrobianos 2002 (IPN), Sexo, Erotismo y Amor, Servicio Médico Social. Asesor científico del Libro Sida Hoy. Coordinador editorial de los libros Manos de Dioses, Amoricida, Principia Médica y Arte y Medicina. Coautor del libro Antropología Médica de la Editorial McGraw Hill/Interamericana.

Obtuvo Mención Honorable en la elaboración de Ensayo de investigación, por la "California Hispanic-American Medical Association", USA. Galardonado en el 2008 por la "Global Quality Foundation".

Asociación Mexicana para la Actualización y la Divulgación Médica, A.C. (AMADIM)

Academia Iberoamericana de Periodismo Médico y Científico A. C. (ACIPEMEC)

"InterScience Medical Institution" A.C. (eMAIT)

Centro de Especialistas en Obesidad A. C. (CEO)

Dermatocosmia, "Al servicio de tu salud, belleza y juventud" A.C.

Asociación Mexicana de Especialistas en Obesidad (AMEO)

Tercer Autorizado en Evaluación Sanitaria (TAES)

Nanotecnología y Biotecnopharmacia

Sciences for Life

AGRADECIMIENTOS

A mi familia: A mis padres y hermanos biológicos y espirituales. A Dulce y Ashley

A mis maestros

A Palibrio

Por su constante interés en la publicación de ésta obra

INTRODUCCION

Educar para prevenir

La población mexicana atraviesa por un proceso de cambio demográfico y epidemiológico caracterizado por urbanización e industrialización significativas, con los consiguientes problemas de salud.

En los últimos 25 años, el número de habitantes en México se ha duplicado, hasta alcanzar casi los 92 millones de personas, y la esperanza de vida se ha extendido hasta los 73 años. Lo anterior ha dado lugar a un incremento de enfermedades crónico-degenerativas propias de una población longeva. Así los padecimientos cardiovasculares, el cáncer y la diabetes mellitus encabezan la lista de las diez principales causas de morbimortalidad en nuestro país junto con los accidentes, otro fenómeno común en los países industrializados.

Es preocupante constatar que dentro de los diez primeros lugares figuran también otras enfermedades propias de los países pobres, tales como las afecciones del período perinatal, la cirrosis y otras enfermedades del hígado, así como la influenza y la neumonía, junto con homicidios y enfermedades infecciosas intestinales.

Por otra parte, no obstante que la tasa de mortalidad infantil disminuyó un 43 por ciento en los últimos diez años, sigue siendo de 17.5 por cada mil nacidos vivos, en comparación con la muerte general que es de 4.7 por cada mil habitantes. Dentro de las diez primeras causas de muerte infantil se ubican las afecciones en el período perinatal, la influenza, la neumonía, las enfermedades infecciosas intestinales y respiratorias, y las deficiencias de la nutrición. Cabe destacar que el 22 por ciento de los niños menores de 5 años padece estas enfermedades.

Es importante destacar que si bien México ha podido reducir en forma considerable los índices de morbilidad y mortalidad de la población, aún falta mucho por hacer. En este sentido, vale la pena resaltar el valioso papel de la medicina preventiva como instrumento principal para mejorar el estilo y calidad de vida de la población, para evitar enfermedades y reducir los altos costos generados por la práctica de la medicina curativa que caracteriza las políticas de salud de países en vías de desarrollo, dentro de los que desafortunadamente se incluye nuestro país.

Por todo lo anterior, es necesario que todos los sectores que conforman la sociedad participen en la tarea común de educar para prevenir.

El papel de la educación médica

Ante el ascenso de la morbimortalidad por padecimientos crónicos y la persistencia de las enfermedades infecciosas, es de vital importancia resaltar el papel de la educación médica al gran público, gracias a la cual sería posible reducir ambos índices, así como su elevado costo y consecuencias. Es aquí donde se comprende la importancia de hacer énfasis en la prevención primaria, disminuyendo así los factores de riesgo de la población.

Para ello es necesario implantar la educación médica a gran escala, es decir, lograr la concientización pública sobre el cómo y por qué de las enfermedades que aquejan al mundo actual en una tarea conjunta entre gobierno, academia e iniciativa privada.

Las dificultades

Sin embargo, la emisión de un mensaje destinado a resolver un determinado problema de salud, adecuado al tipo de público al que va dirigido y a través del canal correcto, no es tarea fácil.

Por un lado tenemos que con los importantes avances tecnológicos, los medios masivos de comunicación han multiplicado su alcance hacia un público cada vez mayor; pero por otra parte la brecha entre los investigadores médicos y el gran público es cada vez más grande.

Esta situación se ve agravada con la existencia casi nula de comunicadores que realicen la labor de traductores entre la ciencia básica y la sociedad. Dicho problema se hace evidente cuando advertimos que, salvo pocas excepciones, desde la publicación del *Mercurio Volante,* el 12 de Octubre de 1772 por don Ignacio Bartolache (médico y químico mexicano iniciador del periodismo enfocado a la divulgación de las ciencias), poco se ha hecho por la divulgación científica dirigida al gran público mexicano.

Rechazo al cambio

Por otra parte, es importante considerar que el ser humano por naturaleza rechaza la posibilidad del cambio, pues es innegable que gran parte de su seguridad se basa en los hábitos y conductas que adquirió desde la infancia.

Así, la introducción de cualquier elemento novedoso tenderá a ser visto con recelo por gran parte de la sociedad y habrá que trabajar mucho para lograr que ésta decida incorporarlo a su vida diaria.

Esta podría ser la causa que explique cómo, a pesar de la penetración de un medio como la televisión, no se ha logrado un resultado acorde a las expectativas que se tienen de ella para modificar patrones de conducta personal que tienen relación con la salud.

El obstáculo del analfabetismo y el iletrismo

Tanto más difícil resulta la difusión de mensajes a través de los medios impresos, si se toma en cuenta que el gran público no se distingue precisamente por su interés en la lectura, ya que el número estimado de lectores en México es de 1.5 millones de habitantes.

Esto quiere decir que el consumo entre la población mexicana es de apenas medio libro per cápita al año; de ahí la importancia de utilizar un lenguaje accesible sin complejidades técnicas, que dificulten aún más el acercamiento del público hacia la comunicación médica y científica.

El interés por lograr que el lenguaje utilizado en los medios impresos sea sencillo está fundamentado en que el público tiende a recibir el mensaje si puede identificarse emocionalmente con él, gracias a que fue despojado en tecnicismos innecesarios.

Esto no quiere decir que los temas médicos deban tratarse de manera superficial y con poca seriedad, pero sí recordar al médico o periodista, que cuando tienen en mente la elaboración de un escrito, es necesario tener en cuenta el tipo de público al que va dirigido.

El escrito biomédico

Con respecto a la elaboración del escrito biomédico, debe hacerse énfasis en que el autor debe poseer dominio de la gramática castellana, lo cual facilitará que un número mayor de receptores pueda captar claramente el mensaje que pretende comunicar.

Es necesario despertar también la idea de que todo lo que se escribe puede mejorarse, ya sea releyendo el manuscrito las veces que sea necesario, o bien aceptando oportunamente la crítica y las recomendaciones de otras personas calificadas.

Para finalizar, es necesario subrayar que la humanización en el escrito biomédico es crucial. Los profesionales de la información tiene la doble responsabilidad de presentar, por un lado, la información para con los hombres de ciencia, no sólo con dignidad y verdad, sino en todas sus dimensiones humanas; y por otro lado, tienen la obligación de hacer llegar al público la reseña sobre ciencia y tecnología de un modo ameno, utilizando los recursos de lo que es conocido como "interés humano".

El efecto será mayor cuanto más se repita el mensaje y mayor aún si los criterios expresados se ajustan fácilmente a los patrones socioculturales de la comunidad. Se debe adecuar el mensaje no sólo a los valores culturales presentes, sino también darle un sentido adecuado para el público al que va dirigido.

Recuérdese lo que escribió San Agustín: "lo que dices dilo de tal manera que aquél a quien hablas, oyéndote crea, creyendo, espere y esperando, ame". Todo comunicador debería hacer suyas estas hermosas palabras.

ENFERMEDAD DE ALZHEIMER

El Alzheimer es una enfermedad progresiva, degenerativa e irreversible que conduce inexorablemente a la demencia. Se caracteriza por la pérdida de la función cognitiva (intelectual) y afectiva, así como por trastornos en el comportamiento. Este padecimiento lesiona el cerebro destruyendo sus células principales, conocidas como neuronas, las cuales nos permiten pensar y realizar las actividades intelectuales, entre otras múltiples funciones. Las neuronas destruidas jamás se reemplazan.

Este padecimiento, fue descrito por primera vez en 1906 por el neurólogo alemán Alois Alzheimer al realizar la autopsia de una paciente de 51 años que había presentado un tipo peculiar de demencia senil. Alzheimer encontró que las células nerviosas del cerebro de la víctima estaban enredadas y presentaban depósitos de proteínas en forma de placas. Dichos hallazgos siguen siendo hasta la fecha, las principales evidencias diagnósticas de la enfermedad.

Datos estadísticos

El Alzheimer es responsable de más de 50 por ciento de todas las demencias que se presentan en el anciano. De esta forma, cerca del 60 por ciento de los sujetos que residen en asilos, padecen esta enfermedad y representa la cuarta o quinta causa de muerte en mayores de 65 años, según información proveniente de los Estados Unidos.

El Alzheimer es un padecimiento cuya frecuencia de aparición aumenta con la edad, presentándose en el 2.4 por ciento de las personas entre los 65 y los 74 años; en 11.1 por ciento entre los 75 a 84 años y 34.5 por ciento en los mayores de 85 años. Cabe pensar que las cifras en nuestro país son similares ya que el cinco por ciento de la población mexicana es mayor de 60 años y que la esperanza de vida ha aumentado a 73 años.

Síntomas

Por lo general, las primeras manifestaciones de la enfermedad se dan a través de cambios sutiles en el comportamiento que podrían pasar desapercibidos, tanto para el paciente, como para los que lo rodean. El tipo y severidad de los síntomas, así como el orden de aparición y velocidad del deterioro es diferente para cada persona.

Los cambios observados en los individuos con Alzheimer incluyen los siguientes:

Cambios en la capacidad mental

- *Problemas de memoria:*
  Olvido de eventos recientes, como por ejemplo el nacimiento de un nieto
  O el matrimonio de un hijo, el no recordar que ha olvidado, es decir, se
  Pierde la capacidad de utilización de claves o notas recordatorias, e incluso, se olvida la razón de su uso. Dificultad creciente para reconocer personas y lugares. Incapacidad para seguir instrucciones sencillas como encender aparatos eléctricos. Olvido progresivo del día y la hora.
- *Incapacidad para aprender cosas nuevas*
- *Dificultad para tomar decisiones*
- *Dificultad para entender lo que dice a su vez, de expresarse a sí mismo*
- *Problemas en la realización de tareas sencillas que ha realizado durante años*

Todos o cualquiera de los problemas de memoria señalados originan confusión y desorientan al individuo.

Cambios emocionales y de estado de ánimo

Los pacientes pierden expresividad, vivacidad y tienden al aislamiento. Al mismo tiempo, reducen su capacidad para animarse o emocionarse. Los cambios son variables y difíciles de predecir. Algunas veces, la persona puede estar triste, enojada, reír sin motivo, o preocuparse en exceso por cosas intrascendentes. En otras ocasiones, puede desconfiar de la gente que lo rodea, lo cual se interpreta como un cambio completo en su personalidad.

Cambios en el comportamiento

Los cambios en la capacidad mental y estado de ánimo provocan trastornos en el comportamiento. El tipo y duración de los mismos son diferentes en cada persona y dependen en gran medida, de las características del individuo. Por ejemplo, el paciente puede manifestar tranquilidad o preocupación, realizar acciones repetitivas, esconder cosas o presentar trastornos del sueño. Es importante que la familia del paciente sepa que estos cambios, por ser provocados por la enfermedad, son ajenos a la voluntad del sujeto.

Cambios en las capacidades físicas

Con el tiempo, la enfermedad de Alzheimer puede deteriorar la capacidad física tanto con la coordinación, como en la movilidad del individuo, lo cual dificulta la realización de actividades cotidianas como el bañarse, vestirse y comer. También, se puede perder el control de la vejiga y de los intestinos.

Gradualmente, los pacientes se hacen dependientes de quienes los rodean para satisfacer todas sus necesidades. Por ello, se afirma que esta enfermedad la padece tanto la familia, como el enfermo.

Este padecimiento es una de las suertes más espantosas, vergonzosas y humillantes que un ser humano pueda sufrir. Aún más, el paciente por lo general está consciente, la mayor parte del tiempo al menos, de lo que le está sucediendo.

El Alzheimer disminuye considerablemente la esperanza de vida. La duración de esta enfermedad es de 8 años en promedio y puede iniciarse desde la cuarta década de la vida.

Diagnóstico

No existe ninguna prueba para diagnosticar la enfermedad de Alzheimer. De hecho, la única manera de confirmar el diagnóstico es mediante el análisis de las células cerebrales durante la autopsia. Es por ello que los médicos insisten en encontrar otras causas posibles de demencia cuando tratan a un paciente con las manifestaciones clínicas de la enfermedad. La investigación actual indica que el Alzheimer puede ser hereditario.

Otras causas de demencia que sí pueden ser tratables, incluyen depresión, enfermedad tiroidea o cardiaca, reacciones adversas a medicamentos, alcoholismo y desnutrición, ceguera o sordera, así como lesiones en la cabeza.

Es imperativo que cada persona que presente algunos de los síntomas de la enfermedad sea sometida a un examen riguroso que incluya una historia clínica detallada, examen físico, pruebas de laboratorio, memoria y destreza. Con objeto de determinar si los síntomas son progresivos y obedecen realmente a esta enfermedad, el examen del paciente puede durar desde 6 meses hasta un año.

Medidas preventivas

Se ha observado que a mayor nivel de educación y actividad intelectual, se mitigan los signos degenerativos cerebrales, al parecer debido a que la estimulación cerebral producto del uso del intelecto, genera una reserva de neuronas que pueden compensar aquellas dañadas por la enfermedad.

Tratamiento

La curación es imposible. Se espera, sin embargo, que en los próximos cinco a diez años, se investiguen fármacos que pudieran ser útiles a las víctimas potenciales de Alzheimer. Los medicamentos disponibles en la actualidad tienen más efectos adversos que benéficos para el paciente.

Se recomiendan los tratamientos de tipo fisioterapéutico consistente en ejercicios sencillos para retrasar o mitigar el deterioro, la musicoterapia, la terapia ocupacional y de grupo, así como de orientación (uso de relojes digitales y calendarios), análisis del entorno para aumentar la seguridad y evitar accidentes (uso de alarmas) y supervisión familiar.

Cariño terapia

Es importante enfatizar el trabajo en equipo entre la familia y con los trabajadores de la salud, con el objeto de reducir el estrés asociado al cuidado del paciente, que afecta el estado físico y emocional de los miembros de la familia, lo cual pone en riesgo la adecuada atención del enfermo. Es necesario convencer a los familiares que el paciente no es responsable de la tragedia que sufre, que el tratamiento más efectivo es la "cariño terapia", es decir, que al enfermo se le trate con mucho respeto, pero sobre todo, con mucho amor.

ASMA

Asma proviene de una palabra griega que significa jadeante, por ello cuando una persona sufre un ataque asmático no puede respirar y tiene que luchar por hacerlo.

Mundialmente la padece en promedio el 5% de la población y es más frecuente en los países industrializados debido a los problemas de la contaminación. Los niños los más afectados, de los cuales, uno de cada cinco sufren cuadros severos, pudiendo ser fatales en uno de cada cien mil pacientes.

CAUSAS

El asma es un trastorno episódico que causa inflamación y obstrucción de las vías aéreas. Cuando ocurre un ataque asmático, los músculos que rodean los conductos aéreos (bronquios) se contraen, el revestimiento mucoso se inflama y las secreciones aumentan haciendo muy difícil la respiración, el sujeto puede hacer un sonido jadeante o silbante y tiene mucha dificultad para toser o eliminar el moco.

Existen muchos desencadenantes de asma, tales como alergenos (polvo, polen, hongos y ácaros de animales) e infecciones. Otros desencadenantes son el ejercicio, el humo de cigarro o de madera, cambios en el clima, resfriados, gripe, vapores químicos de la casa sitio de trabajo, analgésicos (en especial la aspirina), conservadores de alimentos, colorantes y estrés emocional.

INICIO

El asma comienza por lo general durante la infancia, pero puede iniciar más tarde, por lo general es ocasionado por una gripe o resfriado, siendo más común en niños que están expuestos al humo del cigarro en su casa. Muchos de ellos superan al asma cuando crecen pero siguen estando en riesgo cuando son adultos.

La mayoría de los pacientes pueden controlar el asma evitando los desencadenantes que causan los ataques usando medicamentos para tratar los síntomas. Los ataques severos requieren medicamentos inhalados o inyectables y rara vez fatales si se tratan inmediatamente.

MEDIDAS PREVENTIVAS

Descubra y evite las cosas que desencadenan sus ataques de asma:

- Evite el humo de todo tipo, no fume y aléjese de lugares donde otros fuman.
- Evite la contaminación ambiental, quedándose en casa cuando los índices de la misma sean muy altos.
- Evite olores fuertes, gases y perfumes
- Evite respirar aire frío; en caso necesario, use bufanda y respire a través de ella.
- Evite animales caseros como perros o gatos.
- Reduzca el riesgo de gripes o catarros y de preferencia vacúnese contra la influenza cada año.

Fortalezca sus pulmones y vías aéreas:

- Realice ejercicio regular, bajo vigilancia médica.
- Solicite a su médico una guía cuidadosa para ajustar la medicación en caso necesario.

Si su niño tiene un ataque de asma:

- Permanezca calmado, suministre los medicamentos recomendados y ayude al niño a relajarse.
- Asegúrese que su niño, maestros o niñeras sepan qué hacer en caso de un ataque asmático.

MEDICAMENTOS CONTRA EL ASMA

Se incluyen los broncodilatadores, los cuales relajan la musculatura bronquial y sirven para aliviar los síntomas. También se usan los antiinflamatorios que atacan el fenómeno básico tal asma y son útiles para prevenir y suprimir la enfermedad. Recuerde que el asma se puede tratar, trabaje siempre en colaboración con su médico para controlarla.

CALIDAD DE VIDA

Se entiende como "calidad de vida" el estado del paciente en relación con sus síntomas o la ausencia de ellos y su capacidad física y mental para funcionar en la sociedad. Los intentos para definirla datan de 1940 cuando la Asociación de Reumatismo de E.U.A. propuso una escala de evaluación funcional de los pacientes.

Luego se publicó el índice Kamofsky destinado a evaluar enfermos con cáncer y después la Asociación de Cardiología de New York dio a conocer una clasificación funcional de los enfermos.

En 1950 se publicaron las Actividades de la Vida Cotidiana para utilizarlas en pacientes durante su fase de rehabilitación, integrándose aspectos anatómicos, síntomas, signos, actividades ocupacionales y de la vida diaria, aunque sin considerarse los aspectos psico-sociales.

En 1976, se propuso que la salud individual puede considerarse solo una parte de la "calidad de vida", la cual se conforma también con la salud mental, las conductas preventivas y los estilos de vida.

En la década de los 80s se consideró el concepto de "rendimiento" Como el indicador más promisorio y útil para estudiar la calidad de vida ya que el individuo la puede reportar directamente, o bien, puede ser observada por otra persona.

Los principales indicadores que se evalúan son la interacción social, las actividades locomotoras, el sueño y descanso, la alimentación, el trabajo habitual y cuidado de la casa, el grado de movilidad o confinamiento, los movimientos corporales, la comunicación con otros, las actividades recreativas y función intelectual, la interacción familiar, las emociones y la higiene personal. Aunque seguramente existen más indicadores de la calidad de vida todos ellos miden la situación física, cognoscitiva, emocional, conductual y social.

Es muy deseable que en pocos años se generalice en nuestro país la evaluación de la calidad de vida, particularmente en pacientes con una enfermedad crónica o degenerativa. Esto permitirá el desarrollo de técnicas para hacer más llevadera o agradable la vida de estos pacientes, cuyo número aumenta cada día en nuestro país.

CÁNCER

El cáncer es un grupo de enfermedades caracterizado por crecimiento y diseminación descontrolados de células anormales. Si tal diseminación no se controla, puede provocar la muerte.

Este padecimiento ocurre cuando los genes envían información errónea a las células provocando que éstas se multipliquen muy rápido. Cada una de las células de nuestro organismo tiene miles de genes que contienen una pequeña instrucción química que dice a la célula cómo actuar. Cada uno de los miles de millones de células que conforman nuestro cuerpo actúa de forma muy regular, creciendo, dividiéndose y muriendo constantemente. Durante este proceso, se construye la piel, la sangre y todos los demás tejidos que constituyen al ser humano.

Sin embargo, si una de las células ignora las instrucciones de sus genes, quienes son también responsables de transmitir la herencia, comienza a dividirse sin parar hasta convertirse en un tumor. Al formarse éste, una de las células nuevas puede desprenderse del mismo y diseminarse a través de la sangre o el sistema linfático a otras partes del cuerpo, donde pueden iniciar un nuevo crecimiento tumoral, proceso conocido en medicina como metástasis.

Lo anterior, marca la diferencia entre lo que se conoce como cáncer "in situ", o tumor localizado y relativamente fácil de erradicar y el cáncer invasivo, muy difícil de tratar y de mal pronóstico.

Causas

Existen múltiples factores que pueden desencadenar el cáncer, éstos pueden ser externos: químicos (tabaquismo y alcoholismo);

físicos (radiaciones) o biológicos (virus). También pueden ser internos: hormonales, inmunitarios o hereditarios. Dichos factores pueden actuar juntos o en secuencia para desencadenar el cáncer.

Prevención

A pesar de ser una enfermedad tan temida, el cáncer puede prevenirse con medidas en extremo sencillas. Prueba de ello es que cerca del 90 por ciento de los cánceres de piel que se registraron el año pasado en nuestro país, pudieron prevenirse si las personas que ahora lo padecen se hubieran protegido adecuadamente de los rayos solares. De la misma forma, el 100 por ciento de los cánceres causados por efecto del tabaquismo y el alcoholismo, pudieron haberse evitado por completo.

Por su parte, las dietas ricas en frutas, vegetales y fibra pueden reducir algunos tipos de cáncer, como el del colon.

Asimismo, la evaluación regular y el auto examinación pueden reducir la incidencia de algunos tipos de cáncer en estadios tempranos, cuando el tratamiento puede ser aún exitoso. Tal es el caso de los cánceres de mama, lengua, boca, colon, recto, cuello uterino (cérvix), próstata, testículos y melanoma (un tipo de cáncer de piel muy agresivo). Más del 50 por ciento de los procesos cancerosos se localizan en estos órganos. De éstos, sólo dos tercios de estos pacientes sobreviven los cinco años, ya que los demás, fallecen antes de este tiempo. Sin embargo. Si todos los pacientes detectaran el cáncer en una etapa temprana, el 95 por ciento podría sobrevivir.

Tratamiento

A diferencia de la prevención, el tratamiento del cáncer suele ser muy complicado y de alto costo debido a la variedad de recursos que se utilizan y que incluyen: cirugía, radioterapia (radiación, sustancias radioactivas), agentes químicos (quimioterapia), hormonas e inmunoterapia (uso de sustancias del sistema de defensa).

Susceptibilidad

Cualquier persona puede desarrollar cáncer, sólo que la incidencia se eleva con la edad, de tal manera que la mayoría de los casos afecta a adultos de mediana edad o mayores.

Las investigaciones demuestran que los hombres tienen mayor probabilidad de desarrollar cáncer que las mujeres. Sin embargo, debe subrayarse que el cáncer cervicouterino es el más frecuente en México.

Cáncer cervicouterino

Entre los principales factores de riesgo para contraer el cáncer cervicouterino se señalan: la multigestación (más de tres embarazos), pareja sexual sin circuncisión, nivel socioeconómico bajo (asociado a la falta de higiene), herpes simple tipo II debido a múltiples parejas, sífilis y presencia de papilomavirus tipo VI, XVI Y XVIII en alguno o varios de sus exámenes de Papanicolau.

Cáncer de mama

Con el fin de prevenir tanto el cáncer cervicouterino como el de mama, también de alta incidencia en nuestro país, se recomienda, además del Papanicolau anual a partir de los 20 años practicarse los siguientes exámenes: mamografía, estudio radiológico de las mamas (de los 35 a los 40 años), mamografía cada dos años (de los 40 a los 49 años) y sangre oculta en heces (a las mayores de 50 años).

Cáncer pulmonar

Por otra parte, con relación al cáncer pulmonar, los fumadores tiene 10 veces más riesgo de desarrollarlo que los no fumadores. Además, a últimas fechas, la contaminación ambiental ha venido a jugar un importante factor de riesgo.

Cáncer de colon y recto

Con respecto a los factores de riesgo en el cáncer de colon y recto se encuentran los factores ambientales, dietas ricas en grasa y carnes pero deficientes en frutas, fibras, verduras y vitaminas A, C y E, alimentos embutidos y encurtidos que forman nitratos y los cuales son cancerígenos, antecedentes familiares y enfermedades preexistentes como la colitis ulcerativa crónica.

Cáncer de próstata

Con el fin de prevenir el cáncer de próstata, es necesario que los hombres acudan a realizarse tactos rectales cada tres años (entre los 20 y los 39 años) y anualmente (a partir de los 40 años) si existen antecedentes familiares.

Indicios

Muchos son los indicios que ayudan a la detección temprana del cáncer y que sugieren la consulta del médico, entre los que se encuentran: cambios en los hábitos intestinales, lesiones que no cicatrizan, evacuaciones con sangre, endurecimiento de algunas zonas en mama, enlentecimiento de la digestión, cambios de pigmentación, tamaño y contorno en verrugas y lunares y ronqueras sin razón aparente, entre otros.

Esperanza de vida de pacientes con cáncer

En 1900 muy pocos pacientes tenían alguna esperanza de sobrevivir a largo plazo. En 1930, menos del 20 por ciento de los pacientes sobrevivían cinco años después de la detección. En 1940, la proporción aumentó a 25 por ciento, y en 1960 al 33 por ciento. Hoy en día, el 40 por ciento sobreviven 5 años después del diagnóstico, lo cual representa un gran progreso en la lucha contra esta enfermedad.

Perspectivas

El éxito parcial contra el cáncer se debe, en gran parte, a su detección oportuna, así como a la aplicación racional de combinaciones terapéuticas más efectivas. Asimismo. La creciente aplicación de la biotecnología y de los conocimientos derivados de la biología molecular y la inmunología, vislumbran grandes avances en la lucha contra esta enfermedad; en la que sin embargo, destaca como principal factor de éxito el diagnóstico temprano.

CONTAMINACIÓN Y SALUD

Las ciudades como México, Saó Paolo, Bombay, Calcuta, Yakarta, Rio de Janeiro, El Cairo, Manila y Seúl presentan en común graves problemas de explosión demográfica y pobreza. Dichos lugares han superado con creces la capacidad de mantener a sus habitantes. Faltan sistemas de alcantarillado, escasean las reservas de agua, que con frecuencia se saturan de agentes patógenos, se hace intolerable la contaminación del aire por múltiples agentes químicos y biológicos como dióxidos de azufre y nitrógeno, ozono y diversos oxidantes, monóxido de carbono, plomo, así como múltiples bacterias, virus hongos y material orgánico.

Abundan también los basureros, con frecuencia ocupados y saqueados por gentes que viven en la miseria más absoluta. Además, las reservas de agua escasean, estimándose que por lo menos la cuarta parte de sus habitantes carecen de vital líquido. El impacto que la pobreza tiene sobre la salud es tan grave que un niño que nace en un país pobre tiene cinco veces más probabilidades de morir antes de su primer aniversario, que aquél que procede de un acaudalado.

La contingencia ambiental

En menos de quince días de haberse celebrado el día mundial del medio ambiente, la ciudad de México estrenó dicho acontecimiento con la fase uno de contingencia ambiental, la cual básicamente consiste en la reducción de circulación de vehículos automotores y de la producción industrial. Desde su implementación, dicha medida ha funcionado como una especie de aspirina en un paciente canceroso.

En nuestra gran metrópoli, la degradación medioambiental unida al crecimiento demográfico provoca serios trastornos a la salud. Así la demanda de servicios médicos por enfermedades respiratorias aumenta en cien porcientos después de los períodos de contingencia, ocasionando hasta tres mil consultas médicas más que el año pasado en el mismo período, siendo la población más vulnerable los niños, los ancianos y las mujeres embarazadas, según datos de la Secretaría de Salud. Dicha dependencia también ha informado que durante los días de contingencia ambiental los casos de dolor de cabeza han aumentado hasta en un 29%, los de conjuntivitis (irritación en los ojos) en un 50 %, los de faringitis (molestias en la garganta) en 30% y tos seca en 4%.

Además, en la ciudad de México vive mucha gente que no dispone de instalaciones sanitarias, y con frecuencia, cuando los vientos transportan los excrementos secos, desciende sobre la ciudad una "nieve fecal", siendo su contaminación la más alta del planeta. Esto va unido al hecho de que 25 millones de mexicanos padecen o han sufrido de parasitosis, la cual no respeta rango, educación, posición política ni lugar de vivienda. Una de las bromas médicas más festejadas es la de afirmar que "Sí las amibas fueran fosforescentes, la ciudad de México no necesitaría de luz eléctrica".

De los males, los menores

Las graves consecuencias de la contaminación sobre la salud no paran sólo ahí. Desde su inicio, el irracional desarrollo industrial ha contaminado el agua, el aire y la tierra, afectando de manera irreversible, en algunos casos, a los ecosistemas.

El uso rápido y desmedido de los recursos naturales y el menosprecio a las medidas preventivas han propiciado que la actual contaminación ambiental pueda provocar trastornos hereditarios, cáncer, daños cerebrales incluyendo depresión y trastornos nerviosos, enfermedades cardíacas y respiratorias e intoxicaciones.

Intoxicación por pesticidas

En el mundo, más de 40 mil personas mueren anualmente de envenenamiento por pesticidas, siendo nuestro país unos de los principales en el uso irracional de agro tóxicos. Así en los campos agrícolas sinaloenses se presentan enfermedades como la leucemia debido al uso irracional de agro tóxicos, e incluso se ha detectado que los jornaleros que emigran de los estados del sur a trabajar en las zafras de la región, fallecen luego de dos años de tener contacto con los pesticidas.

Por otra parte, no se sabe dónde se tiran los insumos médicos contaminados, en qué ríos se descargan lodos residuales o quién tiene metales pesados acumulados en el organismo. A nivel Nacional se tienen detectados 40 tiraderos clandestinos, 12 de ellos en San Luis Potosí. De los ocho millones de toneladas de residuos industriales peligrosos que se generan anualmente en el país, alrededor de seis millones se almacenan en patios de fábricas, se tiran en terrenos baldíos y barrancas, se arrojan al borde de carreteras y en basureros municipales o se descargan en drenajes y cauces de ríos, por lo que se concluye que los residuos peligrosos están entre nosotros, fuera de control.

Solución de todos

Por lo anterior, ¿no cree usted que es necesario cambiar nuestra actitud de espectador pasivo por la de promotor activo de una cultura ambiental en nuestro país? ¿De que participemos todos, hombro con hombro, en la búsqueda de soluciones? ¿Qué debemos atacar de manera frontal a este problema que nos ahoga a todos?

DEPRESION

En algún momento de nuestra vida todos hemos sentido tristeza y por lo general la dominamos, sin embargo, millones de personas en el mundo no puede vencer ese sentimiento. Tales sujetos sufren una enfermedad mental conocida como depresión. Dicha enfermedad se caracteriza por daño del estado de ánimo, falta de interés para desarrollar cualquier tipo de actividades, trastornos del sueño, pérdida de la autoestima y del deseo sexual, pesimismo y desesperanza, fatiga e incapacidad de concentración, falta de deseo de vivir y pensamientos suicidas, que de no tratarse pueden concluir con la muerte.

Problema de salud pública

La depresión afecta en promedio a uno de cada diez individuos, siendo la pobreza, el desempleo, la violencia, el estrés profesional, el divorcio, el alcoholismo y la drogadicción, factores que contribuyen a que esta enfermedad sea un problema de salud pública y cause mayor incapacidad física y social que otras enfermedades crónicas como la diabetes y la hipertensión.

La depresión también provoca aumento en la mortalidad ya que según la OMS, el año pasado ocasionó cerca de 200 mil muertes, asociándose con suicidios y accidentes, en particular entre los individuos mayores de 80 años en quienes el porcentaje de suicidios es el doble que el observado en la población general.

Tipos de depresión

Depresión mayor.- es un episodio depresivo mayor de dos semanas cuya severidad requiere tratamiento, siendo más común en las mujeres que en los hombres. Puede ser muy debilitante y desencadenar suicidio.

Distimia.- es una depresión recurrente o duradera. Una persona distímica es alguien infeliz por definición.

Depresión circunstancial.- episodio prolongado de tristeza desencadenado por una pérdida o desilusión.

Depresión bipolar.- conocida también como enfermedad maníaca-depresiva, se caracteriza por altibajos emocionales sin relación con las circunstancias o sucesos. Durante el episodio maníaco, que puede durar semanas, el paciente puede dormir poco, hablar y pensar rápidamente, demostrar poco juicio, participar en actividades sexuales promiscuas, realizar actividades peligrosas y gastar en forma irreflexiva. En el episodio depresivo, que es el más frecuente y durar meses, el paciente pierde interés en todas las actividades, se aísla y se hace letárgico.

Depresión postparto.- es un episodio de tristeza intensa que experimentan aproximadamente el quince por ciento de las madres nuevas. Dicho trastorno puede provocar desesperación, depresión o ira, trastornos del sueño o del apetito, deseos suicidas o pensamientos de daño al bebé, por lo que dicho trastorno requiere atención médica inmediata. No debe confundirse con la tristeza postparto, la cual se presenta en la mitad de madres nuevas y que se caracteriza por accesos de llanto e irritabilidad pasajeros semejantes al síndrome premenstrual. La tristeza postparto no requiere tratamiento médico y desaparece a las dos semanas.

Trastorno afectivo estacional.- es una depresión que ocurre durante los meses de otoño e invierno. El paciente duerme más, se fatiga fácilmente, aumenta de peso, le duele la cabeza, se hace irritable y llora fácilmente. Tales síntomas desaparecen en primavera y verano por lo que se adjudica a un trastorno del reloj biológico del individuo. Dicha alteración responde bien a la terapia de luz artificial brillante.

Grupos de riesgo

La depresión es más frecuente en personas cuyos padres han padecido depresión. También es más común en mujeres que en hombres en una proporción de dos a uno, aunque durante la pubertad la proporción es la misma en ambos sexos. Puede presentarse en cualquier edad, aunque es más frecuente después de los 65 años, siendo la jubilación, la muerte de un ser querido, bajos ingresos económicos y enfermedades crónicas los principales factores que contribuyen a la depresión en los ancianos.

Dificultades diagnósticas

Pese a la alta prevalencia de la depresión, menos de la mitad de los pacientes son diagnosticados y una proporción aún menor se trata adecuadamente. Esto es debido a una escasa conciencia pública de la enfermedad y deficiente actualización médica respecto a los criterios diagnósticos y terapéuticos.

En el caso de los ancianos el problema es mayor ya que ellos presentan síntomas somáticos de la depresión que coexisten y se confunden con otras enfermedades crónicas que padecen.

Tratamiento

La importancia de un diagnóstico temprano radica en que actualmente se cuenta con procedimientos psicoterapéuticos y medicamentos efectivos que pueden aliviar los síntomas y reducir el índice de recurrencias.

El primer paso para un tratamiento efectivo de la depresión es el de buscar ayuda, muchas personas no lo hacen porque no reconocen la enfermedad o no saben que se puede tratar exitosamente.

Si usted sufre depresión consulte a su médico inmediatamente, no desperdicie ni un minuto más asumiendo erróneamente que es un débil o fracasado, ni sintiéndose triste y solo. Tome las medidas necesarias para sentirse bien y comience a gozar de nuevo del esplendoroso regalo que es la vida.

DIABETES MELLITUS

La diabetes consiste en un trastorno en la utilización de un tipo de azúcar denominado glucosa, el cual constituye el principal combustible del organismo.

Diabetes proviene de una palabra griega que significa "sifón", utensilio destinado a sacar agua. El origen de la palabra resulta evidente si se toma en cuenta que el principal síntoma del diabético es orinar en exceso. Por su parte, mellitus proviene de una palabra latina que significa "dulce como la miel". Por ello, los pacientes diabéticos eliminan altas cantidades de glucosa.

La primera descripción de esta enfermedad se hizo en 1,500 a. C. en Egipto en un documento conocido como papiro de Ebers, pero este padecimiento no pudo entenderse hasta 1869, cuando Langherans descubrió la función del páncreas y cuando los investigadores Benting y Best identificaron la insulina como un agente activo que disminuye la cantidad de glucosa en sangre.

Insulina

Hoy sabemos que la función de la insulina es facilitar el paso de la glucosa al interior de las células. Todos los alimentos: almidones, azúcares, grasas y proteínas tienen como vía final común la glucosa. El exceso de este azúcar es almacenado en forma de grasa en el tejido adiposo, o de glucógeno en hígado y músculo.

En una persona con diabetes, el páncreas produce poca insulina, la genera de manera defectuosa o deja de producirla, quitándole la posibilidad al organismo para controlar el azúcar en la sangre.

Entonces, la glucosa no se puede almacenar en hígado ni músculo; en lugar de ello, se acumula en sangre, lo cual se conoce como hiperglucemia, es decir, cuando las cifras de este azúcar son superiores a 120 mg/dl.

Síntomas

Un diabético puede presentar todos, alguno o ninguno de los siguientes síntomas:

- Necesidad frecuente de orinar
- Sed excesivas
- Apetito constante
- Piel seca
- Comezón en la piel
- Cicatrización lenta de heridas
- Visión borrosa
- Debilidad y sensación de cansancio
- Pérdida de peso
- Infecciones de la piel
- Adormecimiento y hormigueo en los pies

Tipos de diabetes

Existen dos tipos principales de diabetes. Del total de personas que tienen este padecimiento, cerca del diez por ciento sufre diabetes tipo I o diabetes mellitus insulino dependiente. En este caso su organismo no produce insulina, por lo que es necesario administrárselas por vía intravenosa o subcutánea.

La mayoría de diabéticos tipo I son de constitución delgada y menores de cuarenta años cuando se diagnostica la enfermedad, de ahí a que también se le conozca como diabetes juvenil. Los síntomas son muy intensos y aparecen repentinamente.

Por otra parte, las personas que padecen diabetes tipo II, diabetes mellitus no insulinodependiente o del adulto, constituyen el 85 por ciento. Su organismo produce poca insulina que resulta insuficiente o no trabaja adecuadamente para introducir la glucosa a las células.

Cuando se diagnostica, la mayoría de los pacientes sobrepasa los 40 años y es frecuente que sean obesos. Los síntomas no son muy intensos y aparecen en un largo periodo de tiempo. La diabetes tipo II puede a veces controlarse con un programa de dieta y ejercicio bien planeado, pero también pueden necesitarse medicamentos orales o inyecciones de insulina.

Otros tipos de diabetes

Algunas personas pueden presentar aumento de glucosa en sangre, pero dicho incremento es menor al presentado en los diabéticos; en tales casos se trataría de un trastorno conocido como intolerancia a la glucosa.

De la misma forma, algunas mujeres elevan el nivel de su glucosa en sangre durante el embarazo, lo cual se conoce como diabetes mellitus gestacional. En este caso, la glucosa se normaliza después del parto.

Otro tipo de diabetes es la conocida como secundaria y se debe a enfermedades del sistema endocrino (glandular), trastornos hereditarios o a sustancias químicas incluyendo algunos medicamentos.

Causas

Existen dos factores de especial importancia: herencia y obesidad.

Herencia: El riesgo de desarrollar diabetes tipo II es del 5 por ciento si los padres o hermanos la padecen. Tal riesgo aumenta en un 50 por ciento si además de ello se tiene sobrepeso.

Obesidad: El 80 por ciento de los diabéticos tipo II presentan sobrepeso cuando se les diagnostica la enfermedad.

Otras causas

Edad: Al envejecer disminuye el número de células pancreáticas productoras de insulina.

Falla inmunológica: Algunas enfermedades autoinmunes pueden destruir las células pancreáticas productoras de insulina.

Traumatismo: Un accidente o lesión puede destruir el páncreas, lugar donde se produce la insulina.

Medicamentos: Los corticosteroides y diuréticos del grupo de las tiacidas pueden desenmascarar la diabetes.

Estrés y embarazo: Algunas hormonas liberadas durante periodos de mucha presión o bien, durante el embarazo, pueden bloquear el efecto de la insulina.

Control

Desdichadamente, la diabetes no se cura, pero sí puede controlarse, dando la oportunidad a quien la padece de tener una vida normal. El secreto del control de esta enfermedad radica en balancear adecuadamente las cantidades de glucosa e insulina en la sangre. Para alcanzar este objetivo, el médico debe prescribir dieta y ejercicio, además de medicamentos orales e insulina.

El paciente diabético debe seguir en forma estricta dicho programa para evitar complicaciones mayores. El sentirse bien es una buena razón para asegurar el control médico establecido y hacerse determinaciones de glucosa. Es importante recordar que no todos los diabéticos presentan los mismos síntomas. Hay que tener presente que la alta concentración de glucosa en la sangre es tóxica para el organismo y que con el tiempo puede dañar sus vasos sanguíneos, riñón, ojos y nervios. La diabetes tiene consecuencias fatales cuando no se atiende; es necesario insistir en las medidas preventivas y evitar que siga siendo la tercera causa de mortalidad en nuestro país.

Aun cuando su cuerpo puede adaptarse a niveles altos de glucosa y se sienta bien, deben mantenerse dichos niveles lo más cercano a lo normal para mantenerse saludable y sobre todo evitar complicaciones.

DROGADICCION

Es la dependencia del individuo a un fármaco psicoactivo (droga), caracterizada por modificaciones en el comportamiento y un impulso irreprimible a usar la droga en forma continua o periódica para experimentar sus efectos o para evitar el malestar producido por la privación de la misma.

Fármacos psicoactivos

Los fármacos psicoactivos o drogas psicoactivas son sustancias que al introducirse al organismo provocan cambios en la percepción, conducta y el pensamiento, caracterizándose porque provocan los fenómenos de dependencia física y psíquica, tolerancia, toxicidad y reforzamiento operador.

Dependencia física

Es un estado metabólico de interacción del organismo con una sustancia de manera que su consumo le resuta indispensable u cuya privación provoca un síndrome de supresión caracterizada por intensos trastornos físicos, tales como hipertensión, taquicardia, temblor, sudación, vómito, dolor, los cuales pueden incluso provocarle la muerte. Este tipo de dependencia se resuelve en 24 a 72 horas.

Dependencia psíquica

Es un estado de enamoramiento ("glamorización") con la droga psicoactiva el cual persiste toda la vida ya que tiene sus raíces en el proceso de aprendizaje del individuo. La función cerebral tarda 3 a 6 meses en recuperarse, pero la dependencia nunca se cura sino sólo se controla y puede tardar años en mitigarse. Debido este tipo de dependencia, la supresión de la droga provoca serios trastornos emocionales que los psiquiatras conocen como "el dolor del alma". Así, el paciente sufre de angustia, nerviosismo, depresión, insomnio, agitación, anorexia, entre otros múltiples trastornos.

Tolerancia

Consiste en el efecto declinante de la droga al administrarse en la misma dosis por lo que el paciente requiere de aumentar la dosis para obtener el mismo efecto, lo cual da lugar a las sobredosis.

Toxicidad

Se refiere al efecto biodinámico negativo que produce la droga sobre el organismo, el cual puede provocarle daños irreversibles.

Reforzamiento operador

Se trata de un refuerzo que obliga al individuo suministrarse una sustancia para poder hacer algo, lo cual estrechamente relacionado con la formación del hábito que condiciona el uso continuo de la droga y determina la dependencia psicosocial a la misma.

Clasificación

Los fármacos psicoactivos se dividen en aquellos de uso médico y en los que no lo son. Dentro de los primeros se encuentran los agentes sedantes, ansiolíticos, hipnóticos, antidepresivos, anfetaminas, analgésicos narcóticos, derivados del opio y la codeína. Entre los fármacos de uso no médico se incluyen la marihuana, cocaína, heroína, solventes industriales, alucinógenos, las drogas de diseño derivadas del fentanilo, meperidina, fenilciclidina las anfetaminas (MDA o "píldora del amor", MDMA o "extasis", MDEA, MBDB) el alcohol y tabaco.

Todos los fármacos de uso no médico son considerados ilícitos, excepto el alcohol y el tabaco que continúan promocionándose y vendiéndose en el mundo entero en grandes cantidades a pesar de que el alcohol es causa principal de accidentes y actos violentos, y de que el tabaco provoca cáncer de vías respiratorias, hipertensión e infarto del miocardio.

Causas

El individuo utiliza las drogas cuando busca evadirse de su realidad la cual por lo general es hostil y sin un sentido positivo de vida, en otras ocasiones será la curiosidad por experimentar emociones nuevas o la necesidad de pertenecer a un grupo aceptando las normas que éste imponga las cuales por lo general implican arriesgarse y desafiar a la autoridad.

Por otra parte, es evidente que el problema de la drogadicción se agrava por la cada vez mayor facilidad para conseguirla. Así, de acuerdo a la Secretaría de Salud del gobierno del D.F. se estima que en la capital existen por lo menos 20 mil distribuidores que han establecido sus puestos de venta en 8 mil 200 escuelas primarias y secundarias. Esto se refleja en el aumento del patrón nacional de consumo que en la década pasada aumentó de 3.33% a 5.27%.

Prevención

Este es uno de los principales retos a los sistemas de salud mundial y sólo puede lograrse con medidas bien acondicionadas al problema actual a través de investigación y conocimiento adecuado del problema de los jóvenes de todas las posiciones sociales, y de aquellas causas sociales, familiares e individuales operantes. Es indispensable también el establecer un programa educativo sobre la drogadicción y los riesgos para la salud desde nivel primaria. Además, es necesario tomar medidas legales más eficientes en contra del tráfico de drogas ilícitas y al libre expendio de sustancias permitidas como barbitúricos y anfetaminas capaces también de producir hábito.

Tratamiento

El primer paso para establecer un tratamiento o rehabilitación adecuado consiste en establecer un diagnóstico preciso de la personalidad y de las circunstancias que rodean al individuo. Así, en aquellos casos de psicopatología en que exista dependencia familiar, se deberá incluir a los padres en dicho tratamiento. También el tratamiento dependerá del tipo de droga usada, ya que no es lo mismo tratar a una persona con dependencia a la marihuana que a aquellos que se hayan complicado con reacción esquizofrénica por el uso de LSD o anfetaminas.

Existen dos recursos terapéuticos principales, la atención ambulatoria y hospitalaria. En ambos, se debe producir una ruptura con el consumo que la persona práctica. Es necesario ayudar al individuo a aislarse para romper con la cotidianeidad en la que se inscribe su uso de drogas, ya sea utilizando fármacos o sin ellos, encerrándolo en casa con un "guardia" al lado o en una unidad hospitalaria.

Es necesario el apoyo médico para evitar que aparezca bruscamente el síndrome de abstinencia y las correspondientes complicaciones fisiológicas que pueden ser graves. En algunos casos el médico usa medicamentos que calman los dolores, la inquietud, ansiedad insomnio y en otras sustituyen a la droga principal temporalmente y en forma decreciente; otros inhiben la posibilidad de que se manifiesten los efectos de la droga o producen aversión o dificultades si se vuelve a tomar.

Volver a vivir

Después de largos meses de abstinencia, la cuestión clave será como reconstruir una nueva manera de vivir y de ser. Es necesario entonces recurrir a sistemas de apoyo y ayuda a personas con problemas de drogas, los cuales basan su apoyo en diversas actuaciones psicoterapeutas como terapia individual, de grupo, de familia, de apoyo; otros en programas de ocupación del tiempo, de capacitación de la persona y de reconstrucción de sus relaciones sociales. Para evitar los fracasos, es indispensable entonces llenar ese vacío vital cotidiano que se produce cuando las únicas satisfacciones venían de las drogas. Esto sólo se conseguirá si el individuo encontrar un sentido positivo a su vida, olvidando su pasado y volviendo a vivir.

ESQUIZOFRENIA

Es un padecimiento del cerebro debido a cambios bioquímicos y físicos del mismo, caracterizado por trastornos en la personalidad y capacidades del individuo que se manifiestan por deterioro progresivo de sus actividades académicas y laborales, su relación con los demás, su cuidado personal e higiene. La esquizofrenia tiene causas biológicas al igual que otras enfermedades metabólicas como la diabetes y no se debe atribuir a mala paternidad, traumas de la infancia, pobreza, pereza, falta de carácter, doble personalidad o cualquier acción o falla personal.

Magnitud del problema

La esquizofrenia es una enfermedad devastadora tanto para el paciente como para sus seres queridos, ya que el enfermo no es autosuficiente y su familia tiene que aportarle el apoyo económico y emocional así como proporcionar y supervisar su tratamiento. La esquizofrenia además de costosa, es un trastorno relativamente frecuente calculándose que una de cada cien personas sufrirá la enfermedad en el curso de su vida. La esquizofrenia inicia por lo general entre los 16 y 25 años y es más frecuente en los hombres que en las mujeres.

Esta enfermedad constituye un grave problema de salud pública, siendo seis veces más frecuentes que la diabetes insulinodependiente (juvenil o tipo 1) y el doble que la enfermedad de Alzheimer. Las probabilidades de desarrollarla aumentan cuando se tienen antecedentes familiares, siendo del 8% cuando se tiene hermano afectado por el padecimiento, del 12% si se trata de uno de los padres y del 39% si son ambos progenitores, del 14% en caso de ser gemelo no idéntico (dicigótico) y del 47% si se es gemelo idéntico (monocigótico). Esto último demuestra que la esquizofrenia no se transmite directamente como el color de los ojos y del pelo ya que si fuera 100% ambos gemelos idénticos padecerían la enfermedad.

Causas

No se conocen con certeza las causas de la enfermedad, sin embargo existe consenso en los siguientes puntos:

Trastornos bioquímicos.- se ha encontrado un desequilibrio en los neutrotransmisores (sustancias químicas que comunican a las células cerebrales) tales como la dopamina, serotonina y noradrenalina.

Incoordinación cerebral.- se ha demostrado incoordinación en la actividad de las diferentes áreas del cerebro al momento de procesar información, a través de imagenología que detecta los flujos sanguíneos de las distintas áreas del encéfalo.

Irregularidades en la distribución de las células cerebrales.- ya que la configuración cerebral se realiza mucho antes del nacimiento, esta anormalidad señala una posible causa prenatal que predispone la adquisición posterior de la enfermedad.

Predisposición genética.- aunque no se ha identificado un gen responsable de la esquizofrenia, la enfermedad aparece con mayor frecuencia en algunas familias, aunque también es necesario reconocer que muchos pacientes no tienen antecedentes hereditarios.

Estrés, drogadicción y desnutrición.- no la causan pero si la empeoran

Signos y síntomas

Cambio en la personalidad.- es un factor clave en el diagnóstico de la enfermedad: Hay pérdida de interés y motivación, el sujeto se mantiene alejado, callado o taciturno, las emociones se manifiestan en forma inapropiada pudiendo reír ante situaciones tristes o llorar ante las divertidas. Puede manifestar abulia (falta de energía, espontaneidad o iniciativa) o anhedonia (falta de placer ante las cosas), déficit de la atención y la memoria.

Trastorno del pensamiento.- el sujeto presenta confusión, salta de un tópico a otro y se le dificulta tomar decisiones, puede tener delirios (creencias ilógicas) como el estar convencido de ser vigilado o creerse todopoderoso e invulnerable al peligro, también puede tener conductas religiosas y considerarse redentor del mundo.

Cambios en la percepción.- hacen que el enfermo conciba el mundo al revés. Hay confusión en los mensajes que se envían al cerebro desde los órganos de los sentidos haciendo que la persona escuche, vea, huela y experimente sensaciones que no son reales, lo cual se conoce como alucinaciones. Así el paciente puede escuchar voces amenazantes o condenatorias que incluso le ordenan matarse, lo cual en ocasiones ejecuta. También puede ver animales salvajes, difuntos o puertas inexistentes. Otras veces el sonido del teléfono puede interpretarse como una alarma o la voz de un ser querido como un ladrido. Por el contrario, el paciente puede no sentir nada, ni siquiera dolor ante un daño real.

Pérdida del sentido de sí mismo.- Cuando uno o los cinco sentidos se afectan el paciente puede sentirse fuera del tiempo y del espacio y no existente como persona.

Tratamiento

Aunque la esquizofrenia no es curable, si se puede tratar y controlar poniendo en práctica lo siguiente:

Uso de medicamentos

La mayoría de los pacientes que toman sus medicamentos regularmente mantienen su enfermedad bajo control. Es necesario ensayar varios compuestos para encontrar el óptimo para cada paciente y realizar varios ajustes del mismo. Algunos de los medicamentos además tienen efectos colaterales molestos como sequedad de boca o salivación, temblor, mareo, torpeza, fatiga, somnolencia, entre otros. Sin embargo, es vital para el éxito terapéutico no descontinuar el tratamiento e informar al médico en todo momento para que haga las correcciones pertinentes.

Educación

Los pacientes y sus familias deben aprender acerca de la esquizofrenia, con el objeto de que acepten la enfermedad y estudiar la mejor manera de enfrentarla.

Consejo familiar

Es necesario buscar el consejo de profesionales que entiendan de la enfermedad y les ayude a aliviar la tensión a la que están sometidos así como a orientarlos hacia la colaboración con grupos de apoyo mutuo y centros de rehabilitación y esparcimiento.

Hospitalización y seguimiento regular

La hospitalización es útil ya que permite la evaluación, diagnóstico y tratamiento bajo la supervisión de personal especializado. También es la opción más recomendable cuando se presentan agudizaciones de la enfermedad.

Calidad de vida

La recuperación de esta enfermedad, como de cualquier otra, requiere de una adecuada atención a la nutrición, sueño y ejercicio del paciente, aún a pesar de que tanto la enfermedad como los medicamentos prescritos interfieren con este fin. Si usted es un familiar o amigo del paciente que quiere ayudarlo, persista en su propósito de hacerlo comer, de motivarlo y de incorporarlo a la vida cotidiana. Estos pacientes requieren de mucha comprensión, de paciencia, de la seguridad de que no serán abandonados y sobre todo, de mucho amor.

HEPATITIS VIRAL

En la actualidad, se han identificado seis virus causantes de inflamación del hígado, mejor conocida como hepatitis viral. A pesar de que las infecciones presentan síntomas y signos comunes, poseen modos de transmisión diferente, por lo que se les ha tipificado como hepatitis A, B, C, D, E y G.

La incidencia, epidemiología y manifestaciones clínicas de cada una de ellas es tan diversa que surge la necesidad de realizar un examen a cada una de sus variantes:

Hepatitis A (VHA)

Su importancia radica en su elevada prevalencia, tan sólo en los Estados Unidos se ha demostrado que el 50 por ciento de la población mayor de 49 años posee anticuerpos contra el VHA, es decir, que la mitad de dicha población ha tenido Hepatitis A en algún momento de su vida. Cabe inferir que la situación en México pudiera ser igual o peor debido a que se trasmite por la ingestión de alimentos y agua contaminados.

Hepatitis B (VHB)

Es la principal causa de cáncer de hígado (después del tabaco), de cirrosis y enfermedad hepática crónica, ocupando el noveno lugar como causa de muerte mundialmente. Se transmite por vía sexual (a través de la sangre, semen, secreciones vaginales y saliva), perinatal (de madre a recién nacido) o rara vez, entérica (consumo de alimentos contaminados).

Hepatitis C (VHC)

Es la causa más frecuente de hepatitis viral aguda. Se transmite por vía sanguínea, aunque en el 30 por ciento de los casos no se conoce el modo de transmisión. Ocasiona hepatitis crónica y cáncer de hígado

Hepatitis D (VHD)

Se asocia con la hepatitis B y sólo puede identificarse a través de ésta. Su modo de transmisión es a través de sangre contaminada.

Hepatitis E (VHE)

Es poco conocida, se observa principalmente en países en vías de desarrollo, incluyendo México, debido a que se transmite por consumir alimentos y agua contaminados. Afecta principalmente a los adultos.

Hepatitis G (VHG)

Se asocia a la hepatitis C y se ha detectado en todo el mundo, aunque estudios preliminares indican que en África es 10 y 20 por ciento mayor que en el resto del mundo occidental. Como se trasmite a través de la sangre, la incidencia de esta enfermedad entre drogadictos y personas que requieren transfusiones sanguíneas es muy alta.

Es importante destacar que los virus de la hepatitis B, C, D y G dan lugar a infección persistente y crónica, donde el daño es permanente. En contraste, los virus A y E sólo causan enfermedad hepática aguda.

A pesar de que los virus de la hepatitis no son tan letales como el VIH (causante del SIDA), sus consecuencias pueden ser muy graves a largo plazo, pues muchos años después de haberse registrado la infección aguda se puede condicionar cáncer.

Síntomas y signos

El cuadro clínico es muy parecido para todos los virus, por lo que a continuación se enlistan, tomando en cuenta que la severidad en cada caso es diferente, según el agente infeccioso que las origine:

- Fiebre
- Malestar general
- Náusea
- Anorexia (falta de apetito)
- Ictericia (piel amarilla)
- Orina de color oscuro
- Dolor abdominal
- Dolor de cabeza
- *Meningismus* (aparición de signos y síntomas similares a la meningitis, fiebre, náusea, vómito, fotofobia, dolor generalizado, y erupción en la piel)
- Vómito
- Hepatomegalia (crecimiento del hígado, provoca sensación dolorosa a la palpación)

Factores de riesgo

- Ser trabajador de la salud.- Dentistas, cirujanos, enfermeras y todo aquél profesional de la medicina que esté en contacto con sangre y sus derivados o incluso con pacientes infectados con el virus.
- Hemodiálisis (procedimiento utilizado para purificar la sangre cuando el riñón está incapacitado para ello). - Por la posibilidad que el equipo para este procedimiento esté infectado.
- Necesitar transfusión sanguínea.- Por ser la vía de transmisión de la hepatitis B, C, D y G.
- Utilizar jeringas o agujas contaminadas.- Por ello, el índice de Hepatitis entre los drogadictos es muy alto.
- Consumir alimentos contaminados.
- Relaciones sexuales sin protección.

De la misma forma, existen muchos otros trastornos que pueden provocar Hepatitis, tales como la infección de otros virus (citomegalovirus, virus del herpes, de la fiebre amarilla, rubéola, etc.), alcoholismo (por el daño al hígado), algunos medicamentos (por su alto grado de toxicidad), o cáncer.

Diagnóstico

Para llevar a cabo el diagnóstico de esta enfermedad, debe realizarse una historia clínica detallada que contemple el cuadro clínico, los hábitos dietéticos, higiénicos y personales del paciente. Además, se deberá confirmar el diagnóstico a través de exámenes de laboratorio que pongan en evidencia partes de la estructura del virus o los anticuerpos generados contra éste. Se puede requerir biopsia del hígado.

Prevención

La higiene, el análisis de los productos de la sangre, la adecuada eliminación de agujas y el evitar las conductas de riesgo son medidas generales que deben seguirse, aunque la vacunación es el método más eficaz y menos costoso para prevenir la infección viral.

Actualmente, la vacuna de la hepatitis B se usa de manera universal para inmunizar a niños y adolescentes. También se utilizan inmunoglobulinas (anticuerpos) para evitar el desarrollo de la hepatitis A y B inmediatamente después de la infección con los virus responsables.

Desdichadamente, no existen vacunas contra la hepatitis C, D, E y G pero se siguen realizando investigaciones con el fin de desarrollarla y ponerla a disposición de la población.

Tratamiento

Está encaminado a corregir los trastornos derivados del daño al hígado, como el sangrado, y a evitar que se dañe el riñón por los cambios ocasionados en los líquidos corporales. Se debe considerar trasplante de hígado en el caso de hepatitis fulminante aguda. Se puede realizar actividad física de acuerdo a como sea tolerada y se debe mantener una nutrición balanceada con una adecuada ingesta de calorías. El 25 al 50 por ciento de las hepatitis B y el 40 por ciento de las hepatitis C, mejoran con el uso de interferón alfa -2b.

HIPERCOLESTEROLEMIA

La hipercolesterolemia es el aumento de colesterol en la sangre. El colesterol es una sustancia grasa producida por el organismo humano, que es posible encontrar también en los productos animales.

Las células necesitan de colesterol para funcionar y es fundamental para nuestra vida. Desdichadamente cualquier exceso de colesterol se deposita dentro de las arterias. Este depósito se conoce también como aterosclerosis y es la causa más frecuente de ataques cardiacos e infartos cerebrales. Por lo tanto, a mayor hipercolesterolemia, mayor riesgo de sufrir estas enfermedades.

El colesterol "malo" o aterogénico

La grasa viaja a través de la sangre unida a proteínas que forman una mezcla denominada lipoproteínas. Existen 2 lipoproteínas principales que acarrean colesterol:

1. Lipoproteínas de baja densidad, conocidas como LDL por sus siglas en inglés (low-density lipoprotein)
2. Lipoproteínas de alta densidad, conocidas como HDL (high-density lipoprotein)

LDL actúa como un vehículo transportador de grasa que lleva el colesterol del hígado a las células para nutrirlas. Cuando hay más colesterol del que las células necesitan, el LDL deposita el excedente en las paredes arteriales, lo que origina la formación de una sustancia espesa denominada "placa de colesterol". Con el paso del tiempo, dicha placa causa engrosamiento de las paredes arteriales y estrecha las arterias.

Al estrecharse las arterias coronarias por la ateroesclerosis son incapaces de llevar sangre y oxígeno suficiente al corazón. La falta de oxígeno (isquemia) al corazón causa dolor de pecho. Asimismo, la formación de coágulos en la arteria puede bloquearla completamente, dando lugar a la muerte del músculo cardiaco (ataque cardiaco). De esta forma, el exceso de colesterol LDL en la sangre aumenta el riesgo de enfermedades cardiovasculares e infarto cerebral.

La enfermedad ateroesclerosis de las arterias coronarias (enfermedad cardiaca coronaria) es la causa de muerte más común en los países industrializados, incluyendo México.

El colesterol "bueno" o protector

Por el contrario, el HDL no penetra a las células, trabaja como un recolector de desperdicios, el cual se encarga de eliminar el exceso de colesterol del torrente circulatorio y lo lleva hasta el hígado, donde es eliminado con la bilis.

Causas que aumentan el colesterol en sangre:

La mitad del colesterol presente en la sangre se produce en nuestro propio organismo (colesterol endógeno), pero el resto proviene de la alimentación; por ello, una de las principales causas de hipercolesterolemia es la ingesta excesiva de alimentos ricos en colesterol como son huevos, quesos, carne roja y vísceras, entre otros.

Otras causas importantes son:

- Obesidad
- Sedentarismo
- Tabaquismo
- Antecedentes hereditarios
- Hipertensión arterial (mayor de 140/90 mmHg)
- Diabetes
- Hipotiroidismo
- Enfermedades del riñón e hígado

- Algunos medicamentos antihipertensivos como diuréticos y betabloqueadores
- Algunos agentes inmunosupresores

Determinación del colesterol:

El Programa Nacional de Educación sobre colesterol de Estados Unidos recomienda medir el colesterol una vez que se han cumplido los 20 años y continuar haciéndolo cada 5. Dicho programa también clasifica los niveles de colesterol como sigue:

Deseable: menos de 200 mg/dl
Limítrofe: 200-239 mg/dl
Alto: mayor o igual a 240 mg/dl

Magnitud del problema:

En Estados Unidos más de 120 millones de personas viven con cifras de colesterol en sangre de 200 mg/dl y más de 60 millones con cifras iguales o superiores a 240 mg/dl. En México, el 8.9 por ciento de la población adulta (casi uno de cada diez) presenta hipercolesterolemia igual o superior a 240 mg/dl. Este padecimiento aumenta con la edad, alcanzando las cifras más altas entre los 60 a 64 años. Se encuentra más en hombres que en mujeres, y aumenta de acuerdo al grado de escolaridad, siendo más frecuente en personas con nivel de postgrado y menor en aquellas que sólo cursaron la primaria.

Cómo reducir el colesterol

La dieta, pérdida de peso, ejercicio regular y la eliminación del tabaquismo son los principales pasos para disminuir el colesterol y evitar complicaciones cardiacas.

También, debe limitarse el consumo de colesterol a menos de 300 mg al día, tomando en cuenta que una sola yema de huevo contiene por sí sola esta cantidad. Por otra parte, es recomendable incluir en la dieta carbohidratos complejos contenidos en el almidón y la fibra vegetal. Estas medidas pueden disminuir el colesterol de un 10 a un

15 por ciento. En aquellos pacientes en los que persiste elevado el colesterol aún después de la dieta, debe considerarse el tratamiento con medicamentos reductores del colesterol, así como cuantificarlo dos a cuatro veces al año. Para ello, es de suma importancia que consulte a su médico, quien realizará la elección del medicamento más adecuado de acuerdo a sus cifras de colesterol. Se ha demostrado que la reducción en uno por ciento del colesterol disminuye dos por ciento el riesgo de sufrir un ataque cardiaco.

HIPERTENSION ARTERIAL

La presión sanguínea es la fuerza que ejerce el pulso sanguíneo contra las paredes de las arterias. La presión del latido cardíaco se denomina sistólica, y corresponde a la cifra más alta del registro de presión sanguínea. De la misma forma, la presión que se registra entre cada latido cardíaco, cuando el corazón reposa, se conoce como diastólica y corresponde a la cifra más baja.

La presión arterial alta (hipertensión) ocurre cuando aumenta la presión que ejerce la sangre contra las paredes arteriales. En una persona mayor de 18 años, se considera que la presión arterial es normal, cuando ésta es menor a 130/85 milímetros de mercurio (mmHg) y alta si es mayor a 140/90 mmHg.

Aun cuando la medición de la presión arterial es un procedimiento fácil y rutinario en las instituciones de salud, casi uno de cada cinco mexicanos menor de 30 años nunca se la ha tomado, según señala la Encuesta Nacional de Enfermedades Cardiovasculares (ENEC), realizada por la Secretaría de Salud en 1993.

Dicha encuesta también señala que en promedio, uno de cada cuatro mexicanos adultos padece hipertensión arterial y que tal padecimiento es más frecuente en los estados del norte de la República, lo cual se relaciona con la dieta alta en grasas.

Asimismo, el estudio concluye que la presión arterial alta es ligeramente más frecuente en los hombres que en las mujeres (28.5% vs 25.1%), y que el porcentaje de personas afectadas aumenta con la edad (58.5 % en sujetos de 65 a 69 años y 12.9% entre los de 20 a 24 años).

La hipertensión arterial es más frecuente en personas con bajo nivel de escolaridad. 43.3% en aquellas sin ninguna escolaridad y 17% en individuos con nivel licenciatura, lo cual representa un claro ejemplo del papel de la educación para la salud en la prevención de ésta y otras enfermedades.

Por otra parte, es importante subrayar que la presión arterial puede variar en forma transitoria para asegurar un adecuado riego sanguíneo a todo el cuerpo en caso de presentarse alguna situación de emergencia tal como un choque, sangrado abundante, o la administración incorrecta de medicamentos. Estos cambios compensatorios son útiles, pero si se repiten en forma crónica, pueden dar lugar a la enfermedad hipertensiva.

Principales consecuencias

La presión arterial alta por lo general no causa síntomas (sólo en caso de hipertensión arterial muy alta puede presentarse dolor de cabeza al despertar), sin embargo, su presencia aumenta el riesgo de infarto cerebral, ataque cardiaco y daño renal. También es frecuente el sangrado de la retina que puede conducir a la disminución o pérdida de la visión. Dicho fenómeno se asocia con frecuencia a diabetes.

Cabe destacar, que las personas cuya presión arterial es menor de 120/80, rara vez sufren estas enfermedades.

Factores de riesgo:

- Ascendencia afroamericana
- Obesidad
- Antecedentes familiares
- Sedentarismo
- Alcoholismo o exceso en la ingesta de alcohol
- Tabaquismo
- Dieta rica en sal
- Uso de ciertos medicamentos tales como píldoras anticonceptivas, esteroides, descongestionantes y antiinflamatorios.

Prevención:

En algunos casos, la hipertensión puede evitarse. Muchas personas con presión arterial alta pueden controlarla sin necesidad de recurrir a tratamiento médico con sólo cambiar su estilo de vida.

Si usted no sufre ninguno de los factores de riesgo enlistados anteriormente, puede evitar este padecimiento siguiendo los siguientes consejos:

- Bajar de peso. Una pérdida de sólo 5 kg puede disminuir la presión sanguínea.
- Limitar la ingesta de alcohol a dos copas o menos al día. Está comprobado que el consumo excesivo de alcohol aumenta la presión arterial.
- Hacer ejercicio de manera regular. 30 a 45 minutos de caminata enérgica, tres a cinco veces a la semana bastan para disminuir la presión arterial y contribuyen para bajar de peso.
- Dejar de fumar. El tabaquismo aumenta en forma importante el riesgo de enfermedad cardiaca e infarto cerebral. En México, el 26.4% de los fumadores es hipertenso, aunque sólo uno de cada cuatro sabe que lo es.
- Reducir el consumo de sal.
- Asegurar la ingesta de potasio (jugo de naranja y papas), calcio y magnesio (vegetales verdes como la lechuga y granos como el trigo) en su dieta.
- Reducir las grasas saturadas en su dieta. Estas se encuentran en productos animales como la leche, queso y carne. Limitar tales alimentos ayuda a perder peso y evitar enfermedades cardiovasculares.

Siga tales recomendaciones de manera estricta si padece hipertensión arterial.

Tome cualquier medicamento antihipertensivo exactamente como se lo haya indicado su médico. Si usted ha tenido más de dos lecturas de 140/90, consúltelo a la brevedad posible.

Recuerde que la hipertensión arterial no se siente, pero daña su cerebro, corazón y riñón.

HIPERPLASIA PROSTÁTICA BENIGNA

La hiperplasia prostática benigna es el crecimiento de la próstata, originado por aumento en la producción de la hormona dihidrotestosterona. La próstata es una glándula del sistema reproductor del varón que produce el líquido seminal necesario para transportar el esperma durante la eyaculación. Se localiza debajo de la vejiga y rodea a la uretra, por lo que al aumentar de tamaño impide el flujo normal de la orina.

Magnitud del problema

La hiperplasia prostática benigna afecta a la mitad de los varones mayores de 60 años y a todos los que han alcanzado los 80 años, por lo que se afirma que éste, es un padecimiento inevitable del sexo masculino. Esta enfermedad constituye un problema de salud pública si se toma en cuenta el aumento en la esperanza de vida.

En la mayoría de los países desarrollados, la población mayor de 65 años representa el grupo de edad de más rápido crecimiento, de tal forma que para el año 2000, más de 600 millones de personas en todo el mundo pertenecerán a este grupo. En Estados Unidos, la hiperplasia prostática benigna ha ameritado tan sólo en 1994, se practiquen 400 mil extirpaciones de próstata.

En México, el problema no es menor, en el Centro Médico "La Raza" del IMSS, la cirugía prostática representó en 1996, el primer lugar, con 250 operaciones, que significaron el 26.21 por ciento de todas las intervenciones quirúrgicas realizadas en dicha institución. En el mismo hospital de especialidades, la hiperplasia prostática benigna ha ocupado el 3er lugar como causa de visita médica.

Sin embargo, aun cuando dicho padecimiento afecta a tantos hombres, muy pocos saben de ella. En múltiples encuestas se ha demostrado que más del 70 por ciento de los varones no sabe para qué sirve la próstata. Además, casi todos creen, erróneamente, que la hiperplasia prostática benigna provoca cáncer. Por ello, es necesario mejorar el conocimiento de la enfermedad y optimizar las estrategias de diagnóstico y tratamiento de la misma.

Síntomas

Los síntomas de la hiperplasia prostática benigna son de dos tipos:

Obstructivos, provocados por el bloqueo directo del flujo de orina tales como:

- Dificultad para empezar a orinar
- Chorro urinario débil o entrecortado
- Inicio lento al orinar
- Goteo al terminar
- Sensación de vaciamiento incompleto

Irritativos, se originan en forma indirecta por el efecto nocivo que el flujo de orina anormal ejerce sobre la vejiga, dando lugar a:

- Necesidad urgente de orinar
- Aumento en el número de micciones diarias
- Orinar varias veces en la noche
- Incontinencia urinaria

Muchos hombres creen que éstas son molestias propias de la vejez y por tanto, ineludibles, sin saber que son originadas por esta enfermedad. Esta es una concepción errónea ya que dicho trastorno puede prevenirse y tratarse incluso sin necesidad de cirugía.

Daño a la calidad de vida

El paciente consulta al médico principalmente por el aumento en la frecuencia urinaria, pues en ocasiones, debe orinar cada dos horas, o incluso antes. Además de lo molesto que este trastorno resulta para el desarrollo de actividades laborales y de esparcimiento, también puede interferir con el sueño, ya que algunos pacientes se despiertan hasta cinco veces por noche para orinar. Lo anterior, ocasiona fatiga tanto del enfermo, como de su pareja.

De la misma forma, el paciente tiende a evitar compromisos sociales o viajes largos por la necesidad en extremo urgente de orinar y la incontinencia urinaria asociada que lo hace orinarse accidentalmente.

Diagnóstico

Los varones deben consultar al médico si presentan cualquier cambio en sus hábitos urinarios. En algunos casos los síntomas pueden deberse a otra causa como infección (prostatitis) o cáncer, para lo cual es vital un tratamiento inmediato. Algunas complicaciones de la hiperplasia prostática benigna pueden ser graves, como la retención urinaria aguda y deben atenderse rápidamente.

Los exámenes básicos son sencillos e incluyen:

- Historia clínica
- Examen físico general
- Examen de orina y sangre
- Tacto rectal

Complicaciones

Uno de cada cinco pacientes con hiperplasia prostática benigna sufre retención urinaria aguda, por lo que se ha constituido en una de las complicaciones más frecuentes, graves y dolorosas de esta enfermedad. Es un trastorno que requiere hospitalización urgente, con el fin de abrir el conducto urinario obstruido a través de un catéter.

Dicha complicación ocurre cuando el crecimiento prostático comprime de tal manera la uretra que bloquea por completo el flujo de orina. En consecuencia, la vejiga urinaria es incapaz de vaciar su contenido y se agranda albergando un gran contenido de líquido. De no actuar con oportunidad, la retención urinaria puede dañar en forma permanente al riñón.

Tratamiento

La cirugía es un tratamiento exitoso en más del 80 por ciento de los casos. La operación, conocida como resección transuretral de la próstata, consiste en la extirpación, a través de la uretra, del exceso de tejido prostático. Sin embargo, muchos pacientes rechazan la idea de ser operados. En tal caso, es necesario recurrir a otras opciones terapéuticas que consisten en el uso de medicamentos.

Sí usted tiene alguno de los síntomas descritos, no piense que es el único que los sufre, ni los conciba como algo íntimo y penoso. No espere a que se conviertan en intolerables para consultar al médico. Recuerde que las molestias empeoran a medida que la enfermedad progresa y que las posibilidades de un tratamiento seguro y exitoso disminuyen. Atiéndase a tiempo.

INFARTO DEL MIOCARDIO

Las enfermedades cardiovasculares representan la primera causa de enfermedad y muerte en nuestro país, de acuerdo al anuario estadístico de mortalidad emitido por la Secretaría de Salud en 1992.

El infarto del miocardio es la más temible de las enfermedades cardiovasculares, ya que los cálculos más optimistas permiten predecir que uno de cada cinco pacientes que han presentado infarto agudo del miocardio muere antes de llegar al hospital. Asimismo, diversas estadísticas concluyen que en los países industrializados casi uno de cada tres fallecimientos tiene su origen en este padecimiento.

Sin embargo, a pesar de su elevada mortalidad, el infarto es una de las pocas enfermedades que pueden prevenirse mejorando tanto los hábitos higiénicos y dietéticos del individuo, como modificando su estilo personal de vida.

Origen del Infarto

El infarto del miocardio, comúnmente conocido como ataque cardiaco, consiste en la muerte de las células musculares del corazón conocidas como miocitos, debido a un bloqueo en el riego sanguíneo de las mismas, el cual puede deberse a dos causas principales: obstrucción (la más frecuente) o vasoespasmo.

Mientras que la primera se genera por el alto nivel de grasa presente en la sangre (colesterol), por la formación de coágulos en la misma, o por la combinación de ambos factores; el vasoespasmo se presenta por la contracción sostenida de los vasos sanguíneos que originan el bloqueo del riego sanguíneo.

Una larga historia

Si bien el ataque cardiaco golpea de improviso al paciente, éste es la consecuencia final de una larga cadena de acontecimientos que se van acumulando a lo largo de 15 a 20 años como mínimo sin que el individuo afectado los advierta.

Esta historia comienza con la aparición de lesiones microscópicas en el revestimiento interno de los vasos sanguíneos que nutren al corazón (arterias coronarias). Sobre estas microlesiones se depositan células que forman pequeños coágulos llamados trombos, los cuales tienden a hacerse cada vez más grandes, obstruyendo progresivamente las arterias hasta bloquearlas por completo y provocando que el tejido muera rápidamente por falta del aporte de sangre (isquemia). La muerte celular ocurre a las cuatro o seis horas después de la obstrucción total del riego sanguíneo.

En otras ocasiones, aunque una arteria no esté totalmente ocluida por el coágulo, basta un espasmo de ésta provocado por una emoción o por frío para que se produzca la isquemia y el infarto consecuente.

Factores de riesgo

En particular, el infarto se previene reduciendo los factores de riesgo que incluyen:

- **Tabaquismo:** El óxido de carbono que se desprende del cigarro causa micro lesiones en las arterias además de que compite con el oxígeno acarreado por los glóbulos rojos. Dicha sangre que nutre al corazón y sus arterias contiene glóbulos rojos ricos en óxido de carbono.
  El problema se agrava porque otra sustancia presente en el humo del tabaco, la nicotina, aumenta la demanda de oxígeno del corazón, ya que produce aumento en el ritmo cardiaco. Esta alteración representa con el tiempo una de las principales causas de micro lesiones en las arterias del corazón. Alteraciones que se van acumulando a lo largo de 15 o hasta 20 años, después de lo cual, sobrevienen el infarto.

Otra de las sustancias nocivas del humo del tabaco es el alquitrán, aunque ésta es más bien responsable del cáncer y la bronquitis crónica de los fumadores.

- **Hipertensión arterial (presión sanguínea elevada):** La hipertensión provoca daños en el corazón y sus arterias porque las obliga a trabajar más llevándolos a un crecimiento desmesurado (hipertrofia de sus fibras musculares). Este proceso disminuye la elasticidad de las arterias y favorece la formación de lesiones en sus paredes donde empieza a depositarse el colesterol y otros elementos de la sangre como grasas de otro tipo o plaquetas, las cuales juegan un papel clave en el inicio de la coagulación.
  La importancia de la hipertensión aumenta en forma considerable si se asocia con otro tipo de padecimientos como la diabetes.

- **Colesterol elevado en la sangre (hipercolesterolemia):** Su importancia radica en que favorece la aparición del proceso denominado aterosclerosis, el cual consiste en el depósito de colesterol en las paredes de los vasos sanguíneos.

- **Vida sedentaria y estrés:** La inactividad física y los trabajos estresantes que ocasionan una tensión emotiva se asocian con frecuencia al infarto del miocardio. Esto afecta más a personas con personalidad hostil o con tendencia a la frustración.

- **Edad:** El índice de infartos del miocardio es mayor en individuos de 40 a 70 años. De la misma forma, está bien documentada la importancia de los factores hereditarios en la aparición del infarto del miocardio, por ello, los casos precoces que ocurren antes de los 40 años tienen su origen en la tendencia familiar.

- **Sexo:** Después de los 40 años, la enfermedad afecta más a los hombres que a las mujeres en una proporción de cuatro a uno; antes de los 40 años, la proporción es de ocho a uno y más allá de los 70 años la proporción es de uno a uno.

La máxima incidencia de infarto del miocardio se presenta en los varones entre los 50 y los 60 años, mientras que en las mujeres, ocurre de los 60 a los 70 años. La acción protectora que ejerce una hormona femenina sobre las arterias (la progesterona), explica en parte la menor incidencia de la enfermedad entre las mujeres.

Cómo reconocerlo

El infarto del miocardio se reconoce por un dolor opresivo en el pecho que dura más de 20 minutos, cuya intensidad va haciéndose progresiva y que no mejora aún con el reposo. También, puede acompañarse de los siguientes signos y síntomas:

- Sudación
- Falta de respiración
- Dolor que irradia hacia el brazo, cuello o mejilla
- Náusea o vómito
- Mareo
- Pulso rápido o irregular
- Angustia

Es importante destacar que si bien el dolor opresivo del pecho es un signo alarmante, esta manifestación puede deberse a otros problemas como angina de pecho, neumonía y úlcera gástrica entre otros.

Sin embargo, si usted o algún familiar presentara síntomas sospechosos de infarto del miocardio, no espere a que su médico particular diferencie la causa desde el consultorio. Acuda inmediatamente al hospital más cercano. La posibilidad de desenlace fatal aumenta en relación proporcional al tiempo que tarda en llegar al hospital. No pierda tiempo, recuerde que el tiempo es vida.

INFECCIONES TRIVIALES E INFECCIONES GRAVES

Las bacterias en las enfermedades

Todos albergamos a millones de bacterias que viven en la piel, membranas mucosas e intestino. Estos, son microorganismos comensales (que comen en la misma mesa), muchos de los cuales son necesarios para las funciones normales del cuerpo.

Los comensales generalmente no invaden la sangre ni los tejidos, sin embargo, algunos como los de la flora intestinal, pueden causar graves enfermedades si encuentran el camino hacia un sitio equivocado, a través de una herida, una sonda o durante un procedimiento quirúrgico, especialmente en pacientes que tienen sus defensas biológicas disminuidas (pacientes inmunocomprometidos). Dichos comensales se conocen como patógenos oportunistas y abarcan a la gran mayoría de los microorganismos que causan infecciones hospitalarias, también conocidas como nosocomiales. Los microorganismos que causan enfermedades en un huésped se llaman patógenos.

Defensa contra infección

A pesar de estar rodeados y transportar enormes cantidades de bacterias, muy rara vez sufrimos infecciones gracias a que nuestras defensas inmunes contrarrestan los microorganismos patógenos. Por ello, los pacientes debilitados que sufren desnutrición o están inmunocomprometidos tienen mayores probabilidades de sucumbir a la infección.

Origen y propagación de las infecciones

La gran mayoría de los patógenos son comensales inofensivos o microorganismos ambientales. El patógeno puede provenir de un paciente (endógeno) o bien, de una fuente exterior (exógeno).

Las infecciones endógenas son raras en la comunidad, a excepción de las infecciones de las vías urinarias causadas por comensales intestinales del paciente. En cambio, en el hospital, debido a la variedad de procedimientos invasivos realizados, la infección endógena de heridas, vías urinarias, vías respiratorias o sistema cardiovascular, es más probable.

Las infecciones exógenas, en el hospital o en la comunidad, pueden derivarse de una variedad de fuentes como:

- Otras personas infectadas, (enfermedades como la tuberculosis o gonorrea)
- Portadores sanos, a través de alimentos contaminados con salmonella, o sepsis del recién nacido debido a contaminación del útero o de la vagina de madre durante el parto entre otros.
- Animales (ántrax, brucelosis)
- El suelo (tétanos)
- Otras fuentes ambientales, como la enfermedad del legionario, la infección en el cine, los patógenos transportados por el aire en los pabellones hospitalarios, etc.

Infecciones adquiridas en la comunidad

La mayoría de estas infecciones son autolimitantes y se deben a virus o a patógenos no resistentes que pueden tratarse fácilmente, Generalmente, no se requiere una investigación bacteriológica; se da tratamiento sin realizar un examen muy exhaustivo y el paciente se recupera. Si una infección no se resuelve, se pueden tomar muestras para identificación bacteriológica o el paciente puede ser referido o admitido al hospital. Las infecciones de las vías urinarias y de las vías respiratorias superiores son las infecciones bacterianas más comunes en la comunidad.

Infecciones adquiridas en el hospital

Las infecciones adquiridas en el hospital (o nosocomiales) incluyen cualquier tipo de infección que puede encontrarse en la comunidad, pero además, numerosas infecciones más graves que se producen solamente en el contexto hospitalario.

Entre el 8 y el 16 por ciento de todos los pacientes hospitalizados adquieren una infección durante su estancia en el hospital. Alrededor del 50 por ciento de los pacientes que ingresan al hospital por enfermedad infecciosa sufren también una infección nosocomial.

Origen

Casi todos los aspectos de las actividades en un hospital pueden contribuir a una de las vías de transmisión de los patógenos. La propia flora del paciente, el personal médico, los otros pacientes, el equipo e incluso el aire pueden ser fuentes de infecciones exógenas o endógenas. Las bacterias que llenan el ambiente hospitalario, especialmente los estafilococos y los bacilos gramnegativos a menudo son resistentes al uso de antibióticos, lo cual dificulta su tratamiento, por lo cual es importante insistir en el uso racional de estos medicamentos.

Las infecciones nosocomiales incrementan los costos médicos y aumentan el periodo de estancia hospitalaria cuatro días en promedio, así como el índice de mortalidad. Este tipo de infecciones ocurre típicamente en pacientes vulnerables debido a su enfermedad subyacente, por lo que es frecuente encontrarlas en ancianos, fumadores, malnutridos, pacientes quemados y/o traumatizados, sujetos con enfermedades crónicas y debilitantes, así como individuos inmunocomprometidos. Los pacientes adquieren muchas de estas infecciones debido a contaminación cruzada acarreada por el personal de salud de un paciente a otro.

La mayoría de las infecciones nosocomiales corresponden a cuatro categorías principales: infecciones de vías urinarias, de heridas quirúrgicas, neumonía y torrente sanguíneo. La prevención de estas infecciones incluye:

- Lavado de manos antes y después de examinar al paciente
- Usar técnica aséptica rigurosa cuando se inserta o manipula cualquier tipo de instrumental
- Usar técnica aséptica estricta en cirugía
- Tener cuidado en el uso de instrumentos de terapia respiratoria

Cuidado de los trabajadores de la salud

Por el tipo de trabajo que desempeñan, tienen un alto riesgo de contagiarse de algunas infecciones de los pacientes, como la hepatitis B. Tal riesgo se puede reducir si se lavan las manos después de examinar al paciente, si utilizan guantes, cubre bocas y bata, además de tomar medidas preventivas al vacunarse contra hepatitis B, sarampión, rubéola, toxoide tetánico e influenza, entre otras.

INSUFICIENCIA CARDIACA

El corazón comienza a latir desde la cuarta semana de desarrollo embrionario y desde entonces trabaja sin cesar toda la vida, completando más de 2 mil 500 millones de latidos. A pesar de su reducido tamaño (parecido al de un puño), cada día se contrae 100 mil veces para bombear más de 9 mil litros de sangre que recorren el circuito de 90 mil kilómetros del sistema circulatorio.

En cuestión de segundos, el corazón lleva la sangre a todas las células del organismo y esta cualidad es crucial para preservar la vida, sin embargo, está expuesto a múltiples agresiones que se van acumulando hasta provocar un trastorno conocido como insuficiencia cardiaca, la cual consiste en la incompetencia del corazón para bombear la cantidad de sangre requerida por el organismo.

Impacto socioeconómico

La insuficiencia cardiaca es un problema creciente de los países industrializados, incluyendo México, debido en gran parte, al aumento en la esperanza de vida. Tan sólo en Estados Unidos afecta a tres y medio millones de personas y es la primera causa de hospitalización en sujetos mayores de 65 años. Se considera que el uno por ciento de la población en el ámbito mundial sufre insuficiencia cardiaca

Los costos asociados a su tratamiento son mayores que el de cualquier otra enfermedad de los ancianos, es así que en Europa y Estados Unidos representan del 1 al 2 por ciento de todos los gastos en salud.

Principales trastornos que causan insuficiencia cardiaca

- Enfermedad de las arterias coronarias: por estrechamiento u obstrucción
- Presión arterial alta
- Infarto del miocardio (ataque cardiaco)
- Enfermedad de las válvulas cardiacas: infección, secuela de fiebre reumática o defectos congénitos
- Miocarditis: inflamación del músculo cardiaco
- Alcoholismo

Estos trastornos provocan que el corazón no tenga fuerza suficiente para mantener la circulación sanguínea. A medida que su rendimiento disminuye, la sangre se estanca causando congestionamiento en los tejidos (insuficiencia cardiaca congestiva), lo que origina hinchazón (edema), especialmente de piernas y tobillos. Algunas veces la sangre se almacena en los pulmones acortando la respiración, sobre todo cuando el paciente se acuesta. La insuficiencia cardiaca también afecta la capacidad de los riñones para eliminar sodio y agua, lo cual empeora el edema.

Signos y síntomas

- Acortamiento de la respiración
- Edema de piernas y tobillos
- Sensación de cansancio en todo momento (el sujeto se fatiga fácilmente)
- Aumento de peso (por acumulación de líquidos)
- Pérdida de apetito

A medida que la enfermedad progresa, los pacientes realizan sus actividades cotidianas con mayor dificultad. De todas las enfermedades crónicas, la insuficiencia cardiaca es la que más afecta la calidad de vida del sujeto. Los primeros síntomas pueden ser tan simples como fatiga ligera o dificultad para respirar después de caminar una cuadra. Cuando la enfermedad pasa de leve a moderada, el enfermo manifiesta dificultad para respirar al subir escaleras, mientras que al hacerse severa, la falta de respiración ocurre al menor esfuerzo, incluso cuando está dormido, por lo que debe usar dos o más almohadas o dormir sentado en una silla.

Diagnóstico

La evaluación médica consiste en precisar la causa de la insuficiencia cardiaca y su nivel de gravedad para determinar el tratamiento Algunos de los estudios que se realizan con el fin de llegar a un diagnóstico certero son los siguientes:

- Examen de sangre y orina
- Prueba de esfuerzo (mide la reacción del corazón ante el ejercicio)
- Electrocardiograma
- Radiografía de tórax
- Ecocardiografía (uso de ondas sonoras para representar gráficamente al corazón)
- Angiografía (visualización de los vasos sanguíneos cardiacos para evaluar obstrucción de las mismas)
- Rastro "MUGA" (evalúa la capacidad de bombeo cardiaco)
- Cateterización cardiaca derecha (estudia la capacidad de trabajo del lado derecho del corazón)
- Biopsia del corazón (se analiza al microscopio una pequeña muestra del corazón)
- Prueba de estrés cardiopulmonar (determina el trabajo conjunto del corazón y pulmón y evalúa el bombeo sanguíneo hacia los músculos)
- Ventriculografía con radionúclidos (uso de pequeñas cantidades de sustancias radiactivas para analizar el bombeo cardiaco)

Tratamiento

Es necesario hacer cambios en el estilo de vida, tales como:

- Dieta: reducir la cantidad de sal y líquidos
- Alcohol: disminuir las bebidas alcohólicas
- Ejercicio: bajo supervisión médica
- Control de peso: para detectar posible retención de líquidos
- Apoyo familiar

Medicamentos

Existen múltiples fármacos para tratar la insuficiencia cardiaca, en ocasiones es necesario tomar más de uno dependiendo de la gravedad del padecimiento.

Para que el tratamiento sea exitoso, es crucial que se sigan estrictamente las indicaciones médicas. Las hospitalizaciones se deben principalmente a que el paciente al mejorar su sintomatología suspende los medicamentos sin consultar con su médico.

Recuerde que el pronóstico de la insuficiencia cardiaca depende en gran medida de la responsabilidad que usted asuma para luchar contra la enfermedad. En la medida que usted se cuide, más pronto se reincorporará a sus actividades.

OBESIDAD

La obesidad es un exceso de la grasa corporal que con frecuencia provoca daños severos a la salud. Esta enfermedad ocurre cuando aumenta el tamaño o número de las células de grasa, conocidas como adipocitos, originada por un desequilibrio entre la ingesta y el gasto calórico.

Una persona con peso normal tiene 30 a 35 mil millones de adipocitos. Cuando una persona sube de peso, los adipocitos aumentan primero en tamaño, y luego en número.

Por el contrario, si una persona pierde peso, las células disminuyen en tamaño aunque el número de éstas permanece constante, sin importar la cantidad de peso perdido.

Lo anterior explica en parte, la dificultad que tienen para perder peso algunas personas muy obesas.

Cada adipocito pesa muy poco (cerca de 0.4 a 0.6 microgramos), sin embargo, el peso de miles de millones de adipocitos es muy grande. Desde luego, no es muy práctico contar y medir el número de adipocitos en una persona, por lo que la ciencia ha recurrido a métodos más prácticos para determinar la obesidad. El método más común es el que determina la proporción entre peso y estatura.

Índice de masa corporal (IMC)

Esta ecuación precisa la condición de obesidad en una persona y se obtiene dividiendo el peso entre el cuadrado de la estatura.

El valor obtenido se ubica en las categorías de: 20 puntos (para los delgados), 21 a 24 puntos (sujetos no obesos), 25 puntos (obesos), hasta mayores de 27 puntos donde se considera obesidad extrema.

Aunque en México no se cuenta con información reciente sobre la magnitud de este problema, los resultados de la encuesta nacional de enfermedades crónicas realizada en poblaciones urbanas en 1993, demostró que uno de cada cinco mexicanos adultos es obeso.

Causas de la obesidad

Periodos críticos: El sobrepeso que se adquiere durante ciertos periodos críticos provocan con frecuencia aumento en el número de adipocitos y hacen que la obesidad sea más difícil de tratar. Dichos periodos comprenden las edades: entre los 12 y 18 meses y entre los 12 y 16 años. También durante la edad adulta, sobre todo cuando una persona excede en un 60 por ciento su peso corporal, así como durante el embarazo. El excedente en el número de adipocitos que se forma durante estos periodos no se pueden eliminar sin importar el régimen dietético que se siga.

Edad: En la medida que se envejece, el metabolismo se hace menos eficiente y es necesario comer menos para mantener el peso acostumbrado.

Sexo y actividad física: Los hombres tienen mayor actividad metabólica que las mujeres, por lo cual pueden comer más y mantener su peso corporal. Por otra parte, los individuos activos requieren más calorías que los sedentarios.

Peso: Las personas obesas tienden a comer más porque su propio peso corporal así se los demanda.

Factores hereditarios: Tanto la obesidad como la delgadez se asocian con la herencia; si ambos progenitores son obesos, la posibilidad de que el hijo también lo sea es ocho veces mayor que en descendientes de aquellos con peso normal. Esto tiene mayor relación con el peso de la madre biológica, de tal forma que los hijos tienen el 75 por ciento de posibilidades de heredar su constitución física.

Se ha especulado que los individuos obesos tienen un trastorno en la mitocondria, el principal organelo celular productor de energía. La mitocondria siempre se hereda de la madre, lo cual podría explicar la alta correlación entre el peso de la madre y el de sus hijos.

De la misma forma, se ha especulado sobre un gen, (estructura responsable de la herencia) productor de una proteína anormal que interfiere en la sensación de saciedad o plenitud. De ser así, una persona que presenta dicha proteína no se sentirá satisfecha aun cuando coma en exceso.

Asimismo, la obesidad se ha asociado a otro gen que produce un tipo de receptor adrenérgico Beta 3, una proteína presente en la superficie celular. Dicho receptor se localiza principalmente en los adipocitos del abdomen y disminuye la capacidad de este tejido para quemar grasa, haciendo al individuo portador del gen más susceptible de ser obeso.

Es importante destacar sin embargo, que a pesar de tener predisposición hereditaria para la obesidad, eso no significa imposibilidad para bajar de peso; en todo caso, tendrá que trabajarse más para conseguirlo.

Malos hábitos dietéticos: Comer en exceso o ingerir alimentos ricos en calorías como postres, comida frita, galletas y bistec, así como muchas golosinas.

Cambios psicológicos y físicos: se incluyen el comer como alivio al estrés, el uso de anticonceptivos y tranquilizantes por periodos prolongados, enfermedades como la diabetes y el mal funcionamiento de la tiroides.

Efectos sobre la salud

La obesidad aumenta el riesgo de padecer varias enfermedades o bien, originar complicaciones en las ya existentes, como:

- Diabetes del tipo II o del adulto, la cual se asocia con el sobrepeso.
- Hipertensión, pues el comer en exceso eleva la presión arterial.
- Enfermedad cardiovascular, al producir hipercolesterolemia, infarto del miocardio y cerebral, así como daño renal.
- Algunos tipos de cáncer, principalmente de colon, próstata y mama.
- Otros padecimientos relacionados con la obesidad incluyen: artritis, gota, enfermedades de la piel, adormecimiento y fatiga.

Efectos psicológicos

La obesidad puede causar una impresión negativa en los otros, por tanto, afecta las relaciones personales. De la misma manera, la tosquedad corporal puede dar la impresión de ineficacia en el trabajo, lo cual reduce las oportunidades de empleo. Diversos estudios relacionan la obesidad con bajo nivel socioeconómico.

Por otro lado, la obesidad reduce la flexibilidad para vestirse, afecta el matrimonio y noviazgo y puede provocar complejo de inferioridad.

Cómo controlarla

La obesidad es un padecimiento crónico que requiere controlarse de por vida. El uso de agentes reductores del apetito, diuréticos y hormonas tiroides requiere estricto control médico, debido a su limitada utilidad y a los efectos adversos de los mismos. Es importante recalcar que el éxito en el tratamiento de la obesidad reside en el cambio de conducta del sujeto. Es indispensable su convicción para comer menos grasa y azúcar, poca leche entera y carne; más vegetales y frutas y mucho almidón y granos.

El sujeto obeso deberá hacer un registro de la ingesta diaria de grasas y sustituirlas por alimentos bajos en esta sustancia, tratando de compartir tal selección con la familia y amigos. Deberá consumirse leche baja en grasa, eliminar la piel de pollo antes de comerlo, escoger papas cocidas en lugar de fritas y comer por lo menos, cinco frutas y verduras cada día.

Sería de gran ayuda que al lograr cualquier cambio positivo, se auto premie eligiendo alguna diversión o comprando algo de su preferencia. Disfrútelo y siéntase orgulloso de estar cuidando su cuerpo, pero sobre todo, su salud.

OSTEOPOROSIS

La osteoporosis es una enfermedad esquelética caracterizada por reducción de la masa ósea que provoca adelgazamiento y fragilidad de los huesos haciéndolos quebradizos y susceptibles de romperse (fracturarse) ante cualquier traumatismo o incluso, sin motivo alguno.

La baja densidad de masa ósea se debe principalmente a la falta de producción de osteoblastos (células regeneradoras del hueso), relacionada con el envejecimiento de la persona. Por lo anterior, la osteoporosis es un proceso progresivo que de no tratarse, evoluciona hasta debilitar gravemente al hueso. El riesgo de sufrir alguna fractura por osteoporosis después de los 50 años es de 40 por ciento en mujeres y 13 por ciento en hombres.

Problema de salud pública

Hasta hace poco tiempo, la osteoporosis no se consideraba problema de salud pública, sin embargo, en la actualidad se reconoce como causa principal de morbimortalidad. Los expertos estiman que 200 millones de mujeres en todo el mundo padecen esta enfermedad.

Los costos anuales directos por atención médica debido a fracturas de cadera por osteoporosis son enormes, tan sólo en Estados Unidos se estima que ascienden 10 mil millones de dólares, siendo la hospitalización responsable del 44 por ciento de esos gastos.

Los costos indirectos son más difíciles de cuantificar, pero pueden ser más importantes. Alrededor del 60 por ciento de los pacientes que presentan fractura de cadera nunca recuperan su vida independiente, al presentar alteraciones físicas y funcionales, lo cual altera también la situación emocional y financiera del núcleo familiar.

El caso de México

En nuestro país el problema no es menor, una de cada tres mujeres mayores de 45 años tiene osteoporosis, es decir, más de dos millones, de las cuales sólo el 5 por ciento recibe algún tipo de tratamiento, a pesar de que una fractura de cadera por osteoporosis genera al sector salud un costo equivalente al erogado por prevenir que mil mujeres sufran de osteoporosis,

Tan sólo en el Hospital de Traumatología "Lomas Verdes" del IMSS, la atención a los pacientes que presentaron fractura de cadera en 1995, se convirtió en el segundo gasto más importante de ese hospital. De acuerdo al especialista, el 50 por ciento de las personas a las que se les tuvo que implantar prótesis de cadera, murió antes de seis meses y de los sobrevivientes, la mitad (la cuarta parte del total), no se basta actualmente por sí mismos.

Grupos de mayor riesgo

La densidad ósea del individuo alcanza su nivel máximo a los 35 años. En contra del pensamiento generalizado, hombres y mujeres tienen la misma densidad ósea, aunque la cantidad que poseen éstas últimas es menor porque tienen huesos más pequeños.

Sin embargo, el grupo con mayor riesgo de sufrir esta enfermedad es las mujeres postmenopáusicas, debido a que es en ésta etapa cuando los ovarios dejan de producir estrógenos, hormonas que contribuyen a proteger el hueso.

La alta incidencia de osteoporosis estas las mujeres tiene enormes implicaciones de salud pública, ya que la gran mayoría de las que viven en los países occidentales industrializados tienen una esperanza de vida de aproximadamente 30 años después de su última menstruación.

Tipos más frecuentes de fractura:

- **Vertebral:** Es la forma más grave, produce dolor de espalda y limitación del movimiento, además de encorvamiento y pérdida de estatura.
- **Cadera:** Es causa principal de incapacidad e incluso muerte. Es dolorosa y requiere hospitalización.
- **Muñeca:** Es dolorosa y con frecuencia requiere más de una intervención quirúrgica.

Factores de riesgo:

- Sexo femenino
- Raza Caucásica o Asiática
- Constitución física pequeña
- Antecedentes familiares de osteoporosis
- Edad (el riesgo es mayor después de los 70 años)
- Inicio temprano de la menopausia
- Insuficiencia ovárica
- Falta de ejercicio
- Tabaquismo
- Consumo excesivo de alcohol
- Estilo de vida sedentario
- Medicamentos esteroides

Diagnóstico

- Historia clínica y examen físico: Se investiga acerca de la menopausia, estilo de vida, enfermedades asociadas (diabetes), antecedentes familiares y deformidades óseas
- Pruebas de laboratorio: Determinan el metabolismo óseo a través de la cuantificación de calcio, fósforo fosfatasa alcalina, osteocalcina, hidroxiprolina y piridinolina
- Cuantificación de masa ósea: Los estudios más utilizados son densitometría, tomografía, ultrasonografía. Es la única forma segura de evaluar osteoporosis. Es útil en la predicción del riesgo de fractura y en la precisión de la velocidad de pérdida o recuperación de hueso.

Prevención y tratamiento de la osteoporosis

La osteoporosis es una enfermedad silenciosa, por lo general no provoca síntomas hasta que el hueso se rompe. Por ello, la mejor defensa contra la enfermedad es construir huesos fuertes durante la adolescencia y la juventud, manteniendo un estilo de vida sano. Cuando esto no es posible, la prevención se enfoca a la intervención terapéutica temprana, es decir, inmediatamente después de la menopausia para disminuir o detener la pérdida de hueso que ocurre en los primeros seis a diez años posteriores a la misma.

Existen múltiples medicamentos que se usan para el tratamiento de la osteoporosis, el cual debe complementarse con ejercicio regular (bajo vigilancia médica), y medidas generales como el no levantar objetos pesados y evitar caídas, con el objeto de minimizar el riesgo de fractura.

SIDA

El síndrome de inmunodeficiencia adquirida (SIDA) representa para los gobiernos, la medicina y la investigación científica internacional la enfermedad más importante de este siglo. El SIDA es un grupo de enfermedades causadas por un virus denominado VIH (Virus de Inmunodeficiencia Humana). Este virus puede provocar la muerte de las personas afectadas porque daña al sistema inmunitario (encargado de mantenernos libres de infecciones), haciendo al individuo vulnerable ante cualquier microorganismo.

El SIDA se adquiere por el contagio con el VIH a partir de otras personas infectadas con el mismo; una forma de transmisión, es a través del uso de jeringas contaminadas con el virus, por lo general al inyectarse drogas, o bien, a través de relaciones sexuales sin protección (sin usar condón) con una persona infectada con VIH. Por otra parte, una madre infectada con el virus puede transmitirlo a su hijo durante el embarazo, el parto o la lactancia. También se puede adquirir el VIH a través de una transfusión de sangre contaminada, aunque actualmente el riesgo es muy bajo.

Magnitud del problema

Las estadísticas en el ámbito mundial son alarmantes, según estadísticas de 1997 del Programa Conjunto de la ONU de lucha contra el SIDA (ONUSIDA), 21.8 millones de personas viven con el virus y diariamente se infectan otras 8 mil 500; es decir, casi 5 por minuto. Del total, 7.7 millones desarrollaron el SIDA, de los cuales ya han fallecido 5.8 millones. Entre ellos, 4.5 millones correspondían a adultos (2.6 millones hombres, 1.9 millones mujeres) y 1.3 millones a niños. El 90 por ciento de los fallecidos era menor de 50 años; lo que representa una pérdida dramática de personas jóvenes y productivas. 1.3 millones fallecen en promedio cada año.

El caso de México

En México, el SIDA es la tercera causa de muerte entre gente joven. Una de cada cinco personas a las que se les ha diagnosticado SIDA muy probablemente se infectó durante su adolescencia. Los jóvenes presentan el crecimiento más alto de casos nuevos infectados por VIH.

En nuestro país el número de casos acumulados de SIDA hasta la fecha es mayor de 30 mil, aunque debido a que no todos los casos se registran, se estima que la cifra sea superior a 36 mil. Asimismo, se considera que el número de infectados con VIH es mayor a 120 mil.

Es por ello que las autoridades sanitarias han reconocido que el SIDA es el principal problema de salud pública del país por la complejidad de los factores sociales, económicos y psicológicos que involucra.

Impacto económico

En materia económica, los países invierten cantidades cada vez mayores para el combate de la enfermedad, ya que el costo promedio de tratamiento para cada paciente es de 15 mil dólares anuales. En los países pobres, donde se ubica el 94 por ciento de los infectados, esto representa un gran reto a resolver.

Dado que esta enfermedad afecta principalmente a personas en edad productiva se estima que se han perdido más de 400 mil años de vida, que representan un impacto económico directo de mil millones de dólares.

Población más afectada

Aunque la infección afecta principalmente a varones homosexuales y bisexuales, la transmisión heterosexual se ha incrementado sobre todo, entre las mujeres, en particular, entre las sexoservidoras debido a la alta frecuencia de otras enfermedades de transmisión sexual entre ellas.

También se ha observado un ligero incremento en la transmisión del VIH por drogadicción, así como un aumento en la ruralización del SIDA, misma que se asocia de manera significativa con el antecedente de migración a Estados Unidos.

Principales infecciones oportunistas

La tuberculosis continúa representando un problema importante en México, ya que constituye la tercera infección oportunista en los pacientes con SIDA, después de candidiasis (infección causada por hongos del tipo *Candida albicans* que puede afectar piel, mucosas, pulmones y otras vísceras) y neumonía por *Pneumocystis carinii*.

Avances en la lucha contra el SIDA

La investigación científica internacional ha logrado importantes avances, los cuales consisten principalmente en el descubrimiento de nuevos agentes antivirales más potentes, mismos que al combinarse, han logrado abatir en la sangre de los pacientes, el número de virus hasta niveles indetectables y durante más de un año.

Asimismo, se conoce mejor la manera de actuar del virus en el organismo y se han perfeccionado las técnicas diagnósticas para detectarlo.

Dichos avances aumentan la esperanza de frenar la replicación viral por tiempo indefinido, lo cual sería un gran logro, ya que un paciente produce diariamente un promedio de 10 mil millones de nuevos virus, entre los cuales se generan millones de mutantes. Estos son capaces de resistir la acción terapéutica de los medicamentos antivirales y han hecho fracasar los tratamientos.

Una estrategia terapéutica eficaz para retrasar y combatir el desarrollo de la resistencia viral ha sido la introducción de nuevos agentes antivirales conocidos como inhibidores de la proteasa del VIH, en combinación con otros dos medicamentos anti VIH.

Medidas preventivas

Debido a que para algunos investigadores la vacuna contra el SIDA es todavía una posibilidad remota; el uso de medicamentos antivirales ha ganado terreno. Sin embargo, vale la pena destacar la trascendencia de la prevención en la lucha contra esta enfermedad, entre cuyas principales medidas destacan:

Lograr que la población disminuya el número de parejas sexuales a lo largo de su vida, aumentar el uso del condón, implantar el tratamiento de las enfermedades de transmisión sexual (enfermedades venéreas) que acompañan este padecimiento, y mejorar la educación de la población en general, en particular de niños y jóvenes.

Si usted ha realizado prácticas de riesgo (relaciones sexuales sin protección o intercambio de jeringas con otras personas susceptibles de estar infectadas por VIH), acuda a su médico, el cual le orientará sobre las medidas que debe seguir. Las personas infectadas con el VIH pueden parecer sanas durante 10 años o más antes de desarrollar los síntomas del SIDA.

Usted mismo deberá tomar conciencia de la trascendencia de esta enfermedad y compartir con los suyos la certeza de que la principal vacuna contra el SIDA es la educación.

COMO FUNCIONA EL VIRUS DE INMUNODEFICIENCIA HUMANA (VIH)

1.- Ciclo de vida del VIH

El VIH infecta a las células T cooperadoras, forzándolas a producir nuevos virus en lugar de realizar sus funciones de defensa del organismo.

2.- VIH maduro

El VIH maduro tiene varias estructuras que lo capacita para penetrar y alterar la actividad de las células T (de defensa). Estas incluyen un complejo proteínico de superficie denominado GP120 y varias enzimas que le sirven para replicar al virus; la transcriptasa inversa (RT), RNAsa, integrasa y proteasa.

3.- Sitio de unión del VIH a la célula T

La proteína GP120 del VIH se une a la membrana celular posicionándose sobre la proteína receptora CD4 localizada en la superficie de las células T normales.

4.- Entrada del VIH a la célula T

Después de la unión de la proteína, las membranas celulares se funden. Por endocitosis (formación de una vesícula con la membrana celular del linfocito que envuelve al virus) el VIH entra a la célula T.

5.- Vías de endocitosis

Las proteínas extracelulares entran a la célula a través de un hueco cubierto o descubierto, el cual forma un endosoma (una vesícula interna). El endosoma libera al material proteínico a través del aparato de Golgi dentro del citoplasma, donde se sintetiza el DNA viral.

6.- Síntesis del DNA viral

Usando la cadena de RNA como molde, la transcriptasa inversa crea un híbrido RNA/DNA que contiene una sola cadena de cada uno. La RNasa degrada a la cadena del RNA, y la transcriptasa inversa sintetiza la doble hélice, el DNA viral de la cadena de DNA persistente. La integrasa inserta el DNA dentro del genoma del DNA del huésped.

7.- Genoma del VIH

El genoma del VIH contiene códigos para cada aspecto del ciclo de vida viral: los segmentos de unión para los factores de transcripción del huésped; una región *gag* que codifica para el núcleo poliproteínico del virus, una región *pol* que codifica para la proteasa, e integrasa; *vpu* el cual promueve la liberación; y una región *env*, la cual media la unión.

8.- Maduración del VIH

Los nuevos viriones recién formados son inmaduros y no infecciosos porque sus proteínas no están organizadas en una forma funcional. La proteasa rompe las poli proteínas en unidades pequeñas y funcionales, produciendo viriones maduros e infecciosos.

INFECCIONES DE TRANSMISION SEXUAL (ITS)

Las ITS han existido con la humanidad, encontrándose las primeras referencias en escritos Chinos y Egipcios hace 4 a 5 mil años antes de Cristo, sobre sífilis, gonorrea y herpes a partir de ahí, han sido vinculadas con eventos históricos, (guerras, pestes) y eventos socioculturales, dado que en todas las culturas del mundo padecieron estas patologías, ejemplo la sífilis, que fue considerada como "la plaga del siglo pasado", al igual lo que está sucediendo con VIH/SIDA para este milenio. Las ITS han sido consideradas desde los 400 a 100 A.C. como "enfermedades indecentes" en especial a personas con padecimientos anales, condilomatosis o úlceras genitales, y es cuando se origina el rechazo por este tipo de pacientes. Por 800 a 1600 D.C. se creó una confusión con otros padecimientos dermatológicos, Lepra, Psoriasis y Tuberculosis cutáneas, diferenciándolas a principios de 1800 de nuestra era, donde también se tomaron las primeras medidas de control en base a divulgación de los conocimientos existentes además e hace el reconocimiento de áreas endémicas y es entre 1900 a 1940 donde son consideradas como problema de salud pública. Con la aparición de la penicilina hasta 1970 surge un fenómeno a nivel mundial, la disminución de las ITS, la desaparición de la venereología como la aplicación de penicilina antes de tener relación sexual con mujeres trabajadoras del sexo comercial, como una "vacuna". Hasta 1980 no fueron epidemiológicamente consideradas como un problema de salud pública, resurgiendo como tal con la aparición del VIH, que vino a cambiar la epidemiología, el reconocimiento de más agentes etiológicos de ITS, lo que ha dado como consecuencia cambios en los programas de control a nivel nacional y mundial.

Las ITS son, en la actualidad, el grupo de enfermedades infecciosas de más frecuente notificación en muchos países y constituyen un grupo característico de patologías en que los agentes etiológicos se transmiten casi exclusivamente por el contacto sexual íntimo, teniendo como único reservorio los genitales humanos. Desde el punto de vista sociocultural, son consideradas como consecuencia del comportamiento humano, que entrañan una serie de situaciones socioculturales y morales, haciéndolas ser entidades denigrantes a las personas de salud el cuál, la mayoría de las veces, ve reflejada su sexualidad y su contorno al estar enfrente de una persona con ITS. Pueden padecerlas cualquier persona con vida sexual activa; y sin la debida protección (uso del condón). Según la Organización Mundial de la Salud (OMS) de los 15 a 50 años de edad, y recién nacidos de madres infectadas. Las mujeres son más susceptibles a la infección y presentan más complicaciones que los hombres, siendo un impacto en la vida reproductiva, la salud de los recién nacidos, cáncer cervicouterino, anogenital e infección por VIH, causante del SIDA y mortal hasta la fecha.

La epidemiología de las ITS en México comprende la descripción de la incidencia, distribución y tendencias de estas enfermedades, así como los resultados de los estudios de prevalecía realizados para determinar factores de riesgo asociados, ya que los datos disponibles sobre la epidemiología de cada agente etiológico es variable, puesto que no todas las ITS son de notificación obligatoria. En la actualidad se reconocen más de 25 agentes etiológicos implicados en la transmisión sexual y productores de 50 síndromes.

La epidemiología de estos agentes está determinada por varios factores entre los que se incluyen:

    Susceptibilidad del huésped
    Composición sociodemográfica de la población
    Patrones de comportamiento

En general, las ITS tienen consecuencias más graves para las mujeres y sus hijos que para los hombres. Por ejemplo, la uretritis en el hombre tiene un diagnóstico preciso relativamente fácil, en comparación con el reconocimiento de la cervicitis mucopurulenta, que sería el síndrome equivalente en la mujer, así también en las mujeres es mayor el riesgo de complicaciones que en los hombres pudiendo ocasionar secuelas graves y permanentes. Desde siempre se sabe que son causas de enfermedad genital ulcerativa y no ulcerativa o secretoria, siendo sus complicaciones, a largo plazo, como un impacto mayor en la vida reproductiva de la mujer, complicaciones al recién nacido, cáncer cervicouterino, anogenital y SIDA, alguna de ellas incapacitan o son mortales.

Para su mejor comprensión y descripción clínica, se hace la siguiente clasificación de acuerdo al agente etiológico y síndromes que producen.

>Áreas donde las ITS son diagnosticadas y tratadas sin disponer de apoyo de laboratorio o de médicos capacitados para ello.

>Áreas en donde se dispone del apoyo laboratorio para las más frecuentes ITS, pero careciendo de métodos sofisticados de diagnóstico, como para el Herpes genital la infección por C. Trachomatis, así como pruebas confirmatorias para sífilis y VIH.

>Áreas donde se dispone de los métodos diagnósticos y del servicio médico especializado.

En base a ello se utilizó el conjunto de signos y síntomas para determinar el manejo de este nivel de atención cuente con elementos epidemiológicos, clínicos y terapéuticos que le permitan el manejo del paciente. Para cada síndrome se presenta un breve resumen que incluye definición, aspectos básicos, síntomas y signos, datos del laboratorio y tratamiento.

Para efectuar un diagnóstico a pacientes que se sospeche estén padeciendo alguna ITS, se deberá estar basado en una historia clínica minuciosa y una exploración física cuidadosa con énfasis en los genitales flujograma general 8. Parte de este material ha sido adaptado del informe de un grupo de estudio de la OMS, Ginebra, 1991.

Se define como la secreción anormal de color, olor y/o cantidad, que pude acompañarse de prurito, ardor, dolor abdominal bajo o dolor de espalda y disuria.

La importancia del flujo vaginal en mujeres sexualmente activas, pueden producir complicaciones, desde infecciones recurrentes crónicas, enfermedad pélvica inflamatoria (EPI), esterilidad, embarazos ectópicos, cáncer cervicouterino hasta muerte maternoinfantil.

Los agentes causales que con mayor frecuencia van a producir estas ITS, son: El espectro productor de Vaginosis bacteriana, Tricomonas vaginales, Candida albicans, de manera directa *N. Gonorrhoeae* y *C. Trachomatis* indirectamente por medio de cervicitis. Durante el interrogatorio se debe tomar en cuenta si su flujo vaginal, ha sido causado por sustancias químicas (medicamento o aseo vaginal). La exploración física debe de incluir la exploración de genitales mediante el uso del espejo vaginal y el examen pélvico bimanual.

Las pruebas de laboratorio son de suma importancia en el apoyo diagnóstico del flujo vaginal, se deberá preparar la muestra para diferenciar Tricomoniasis, Candidosis y Vaginosis bacteriana (presencia de células "guías" y prueba de hidróxido de potasio (KOH) al 10% den los polimorfo nucleares del fresco) de la presencia y movilidad de las Tricomonas y la presencia de levaduras y/o pseudohifas para Casndidosis. La tinción de Gram no es de gran ayuda y no es recomendada puesto que no sirve cómo diagnóstico para la gonorrea femenina (sensibilidad menor de 50% y especificidad variable). Los cultivos al igual que para la secreción uretral son los recomendados.

Se define como el "dolor en bajo vientre" que padece la mujer sexualmente activa y que va a guardar una estrecha relación con la enfermedad pélvica inflamatoria (EPI); siendo un término poco preciso, empleado para resaltar los casos sospechosos o comprobados de EPI, por ejemplo salpingitis, endometritis, ooforitis o peritonitis pélvica, causados por agentes que ascienden por el conducto genital inferior para invadir estas estructuras anatómicas del aparto reproductor femenino.

Todas las ITS que causen "dolor abdominal bajo" casi siempre van a producir complicaciones en la vida sexual activa y ginecobstetricia de la mujer, produciendo complicaciones incapacitantes, graves y en ocasiones mortales. Los agentes patógenos comunes que causan la EPI transmitidos por vía sexual son *N. Gonorrhoeae*, *C. Trachomatis* y tal vez *Micoplasma hominis*, aunque también se encuentran con frecuencia bacterias facultativas y estrictamente anaeróbicas, particularmente en infecciones recurrentes. Las infecciones ascendentes puerperales y posteriores al aborto, pese a guardar relación con malos hábitos higiénicos, deficiente atención obstétrica, pueden estar relacionadas a veces con infecciones gonocócicas y por clamidia, por lo que un dolor abdominal bajo debe de llamar la atención al médico a sospechar de una Enfermedad pélvica y a investigar, para determinar si existe: flujo vaginal, úlceras genitales, dispositivo intrauterino (DIU), dilatación del cuello con dolor y/o palpación de masas, acompañadas de fiebre de más de 38 grados centígrados.

Se define como la pérdida de continuidad de las mucosas y / o piel de los genitales, provocada durante el contacto sexual, caracterizándose por su espectro de indoloras (sífilis), dolorosas (Cancroide, herpes simple), poco dolorosas (Linfogranuloma venéreo, granuloma inguinal); no sangrantes (sífilis), poco sangrantes (linfogranuloma venéreo), sangrantes (granuloma inguinal, herpes genital); acompañadas de linfadenopatía regional no dolorosa (sífilis), poco dolorosa (granuloma inguinal) muy dolorosas (chancroide, herpes genital, citomegalovirus).

Las úlceras genitales siguen siendo una de las causas más frecuentes en la consulta médica y los agentes etiológicos implicados con mayor prevalencia son, *Treponema pallidum* (sífilis), *Haemophilus ducreyi* (chancroide), *Calymmatobacterium granulomatis* (granuloma inguinal) *Chlamydia trachomatis*, los serotipos L1, L2 y L3 (Linfogranuloma venéreo) y los Virus del Herpes simple tipo 1 y 2 (herpes genital).

Se define como la inflamación del glande (balanitis) y del prepucio (prostatitis), lo más frecuente es que ocurran simultáneamente y se caracteriza por la presencia de un eritema exudativo, pruriginoso, con edema local y acompañado rara vez de secreción uretral. Aunque la poca higiene es el principal factor predisponente, especialmente en hombres no circuncidados, los más frecuentes agentes causales son, estafilococos, estreptococos, Cándida albicas y fuso espiroquetas anaeróbicas. Es común su diseminación, a partir del contacto sexual femenino, siendo la Candidiasis la principal ITS, pero teniendo en cuenta otras afecciones como la diabetes, la que debe de descartarse ante esta patología.

Al examen de laboratorio, con la microscopía de la muestra preparada en fresco con hidróxido de potasio al 10% (KOH) se demuestran las levaduras o Pseudohifas entre las células epiteliales en caso de Candidosis. Pudiendo ser útil la tinción de Gram para otras bacterias.

Se define como el edema del tejido escrotal que puede ser causado por torsión testicular o epididimitis que se acompaña de dolor, edema, eritema, y a veces de secreción uretral, disuria o polaquiuria; los testículos también están inflamadas (orquitis) y dolorosos. Los agentes etiológicos causales en este síndrome son C. Trachomatis, N. Gonorrhoeae y rara vez *Treponema pallidum* y *Mycobacterium tuberculosis* y las bacterias Gram negativas, en especial de la familia Enterobacteriaceae y *Pseudomonas aeruginosa*, los son también cuando se trata de personas de edad avanzada con complicaciones en vías urinarias. El virus de la parotiditis, un *Paramyxovirus* es un agente casual en jóvenes pospúberes.

Esta ITS se define como la inflamación del hígado por el Virus de la Hepatitis B (VHB), siendo el contacto sexual la forma más frecuente de su adquisición, así como también por vía intravenosa (con drogadictos intravenosos). Es también la ITS que con mayor facilidad se transmite.

El virus de la Hepatitis B tiene un número de antígenos específicos que nos va a dar su capacidad de virulencia, actividad y transmisión de la enfermedad. Todos los virus de las hepatitis pueden permanecer indefinidamente en sus huéspedes naturales sin consecuencia patológicas y dar paso a la condición de portador o bien sus temibles complicaciones, desde un gran número de enfermedades polimórificas inaparentes, cirrosis, hasta cáncer hepatocelular o una hepatitis fulminante y muerte.

Son tumoraciones o neoformaciones exofíticas del color de la piel, con apariencia de "coliflor", localizadas en los genitales, región perianal, uretra masculina y conducto vulvocervical.

Causadas por el Virus del papiloma humano (VPH), del que a la fecha se reconocen, más de 60 tipos siendo el 11, 16, 18, y 31 los relacionados con la producción de cáncer, según la región anatómica que afecte.

Su periodo de incubación va de 2 semanas hasta 8 meses, con promedio de 2 a 3 meses, pudiéndose acortar cuando existe conjuntamente infección con el Virus de la inmunodeficiencia humana (VIH).

Son a menudo asintomáticas, crecen en las partes húmedas del cuerpo, pudiendo ser una lesión o varias de diferentes tamaños. El diagnóstico, esencialmente es clínico aunque obligadamente deberá siempre tener presente el diagnóstico diferencial con condiloma lata o plano, producido durante una de las etapas de la sífilis no tratada (secundarismo sifilítico), las pápulas perladas del pene (condición anatómicamente normal en la mayoría del sexo masculino) y tener en cuenta, que ante cualquier ITS, actualmente se debe de considerar la presencia de la más reciente, el VIH y que los condilomas acuminados son un cofactor importante en la adquisición y / o transmisión del VIH.

El Molusco contagioso es una infección viral producida por virus ADN, Molusco contagio sum, parecido al de la vecina y al más grande de los Polveras; es de cultivo y de difícil transmisión al hombre por vía experimental, pero no por la vía sexual; la evidencia circunstancial implica una forma de transmisión sexual, pues la infección suele ser consecutiva al coito y el asiento se limita a menudo al área genital en personas sexualmente activas.

El periodo de incubación es de 3 semanas a 3 meses y la dermatosis se caracteriza por la presencia de neo formaciones semiesféricas, duras, brillantes que miden de 3 a 6 mm, aunque en personas con VIH / SIDA llegan a crecer mayores de 3 cm., con ubicación central, del color de la piel o blancas aperladas, cuyo diagnóstico diferencial exige la consideración de otras dermatosis y ITS, como los condilomas acuminados y lesiones de secundar ismo sifilítico.

El diagnóstico es esencialmente clínico y de ordinario fácil, teniendo siempre en cuenta que puede estar asociada al VIH en adultos jóvenes.

Se define como la ectoparásitos o infestación por piojos del pubis (*Phthirus pubis*), considerada como una ITS, efección observada con relativa frecuencia en los centros de atención para ITS.

Los piojos son de color gris o pardos y su tamaño es entre 0.3 a 1.2 mm y sus huevos o liendre se observan adheridos al vello público, en su tercio inferior, aunque también pueden afectar vello del abdomen, vulva, axilas y hasta cejas, pero no a la piel cabelluda.

Su síntoma más común es el prurito intenso, lo que lleva a la producción de manchas azuladas y múltiples huellas de rascado en la región afectada. El diagnóstico es generalmente clínico.

ITS caracterizada por la presencia de pápulas pequeñas decapitadas y cubiertas de una costra hemática, los sitios comúnmente afectados son el pene, el escroto, la región inferior del abdomen, la parte interna de los muslos y la vulva, aunque pude afectar entre los dedos, muñecas y la cara interna de los codos; en la mujer debajo de las mamas y en el hombre en el escroto y pene es un signo importante de sarna.

Su síntoma más común es el prurito intenso nocturno lo que lleva a producir múltiples huellas de rascado en las regiones afectadas. El diagnóstico, se hace generalmente sobre bases clínicas y sobre pruebas suplementarias de síntomas similares en la pareja sexual (si se conoce) y entre los familiares. A veces puede hacer sama conjuntamente con sífilis y VIH (Sama Noruega) por lo que se recomienda practicar las pruebas de laboratorio correspondientes a ellas.

Los pacientes inmunodeprimidos, incluyendo con VIH pueden desarrollar formas costrosas sobre una piel eritromatosas diseminadas graves y recidivantes. Se deben enseñar al paciente las formas de transmisión (contacto directo con personas infectadas o con ropas u objetos que hayan entrado en contacto con la piel del enfermo) y medidas higiénicas además, junto con los tratamientos tópicos habituales se justifica utilizar ivermectra por vía sistémica (ver quien del tratamiento).

VIH/SIDA

Diferentes estudios epidemiológicos, han demostrado que el riesgo de adquirir la infección por virus de la inmunodeficiencia humana (VIH) puede aumentarse cuando existen ITS, tanto ulcerativas (sífilis, chancroide, herpes genital) como no ulcerativas (*Chlamydia tracomatosa*, gonorrea, Vaginitis bacteriana y tricomoniasis).

Las ITS no sólo actúan como cofactores en la adquisición del VIH, sino que alterna la evolución natural, efectos directos en su transmisión, consecuencias más adversas, como el herpes genital y otras patologías de origen viral, que afectan al sistema inmunológico, van a producir una severa generalización de las lesiones ulcerativas o el acortamiento de las recurrencias e inducen a una mayor inmunodepresión.

La condilomatosis genital producida por el virus del papiloma humano en asociación con el VIH/SIDA, además de asociarse a una disfunción del sistema inmune, se puede presentar desarrollo de displasia anorectal, o intraepitelial cervical.

En esta parte se describe el propósito del laboratorio en el diagnóstico y control de las ITS, pues es necesario para la detección de infecciones asintomáticas, identificación de los agentes causales, ya que uno de ellos pude ser causa de varios síndromes. Hacer el seguimiento de las cepas resistentes a los esquemas ya establecidos de tratamiento y establecer diagnósticos precoces y precisos en la mujer, dado a su sintomatología poco especifica.

El curso de la infección por VIH en la mujer parece ser similar, a la del hombre. Si bien los factores sociales son particularmente importantes en las mujeres. El patrón social prototipo de enferma con VIH/SIDA en la clínica de SIDA del InCan, es usualmente un ama de casa cuya pareja está enferma o a muerto; por esto un gran porcentaje de ellas son viudas, tiene varios hijos (promedio tres) y alguno o algunos están también infectados, a esto se suma el que carecen de seguridad social y generalmente son cabeza de familia. Estos factores sin duda son un importante condicionante de la evolución de la enfermedad. Los estudios han mostrado una sobrevida menor en la mujer vs el hombre con SIDA.

Esta diferencia parece estar asociada más con problemas sociales, (ej. falta de seguridad social, viudez, atención de la familia antes que ella) que a un curso dela enfermedad más agresivo en la mujer.

El tomar en cuenta las consideraciones anteriores en la asistencia de las mujeres obliga a estrategias de atención para optimizar el tiempo que ellas pueden dedicar a la atención de salud. Idealmente las clínicas de atención a mujeres deben tener coordinado el trabajo con diferentes servicios entre ellos, laboratorio, consulta externa, ginecología, radiología, sicología, dental, trabajo social, como servicio de primera línea de atención.

Debe implementarse un sistema para que las pacientes acudan al laboratorio, tengan la revisión ginecológica y la consulta con el médico infectólogo o internista en el mismo día.

El manejo de la mujer con infección por VIH, sea el tratamiento antirretroviral o la terapia de las infecciones oportunistas es similar a la del hombre, aunque existen algunas diferencias de absorción de algunos antiretrovirales, no son los suficientemente importantes para marcar diferencias.

Si bien la tolerancia a la mayor parte de los medicamentos incluyendo los antiretrovirales es menor, se recomienda utilizar los medicamentos ajustando la dosis al peso que usualmente es más bajo que en los hombres.

La mujer con infección por VIH, aunque tiene un curso clínico similar a la del hombre, existen diferencias en las manifestaciones dadas principalmente a nivel del aparato reproductor. El tema a tratar es producto de la revisión de la literatura y de la experiencia en el trabajo cotidiano en la clínica de SIDA del Instituto Nacional de Cancerología, donde se llevó a cabo un estudio prospectivo comparando la patología ginecológica en mujeres infectadas con VIH y no infectadas en los años de 1996 y 1997.

La candidiasis vaginal es una de la manifestaciones más frecuente en mujeres con VIH/ISDA, esta se presenta cuando el deterioro inmunológico es moderado 500 CD4+ (4), En el 24% de los casos fue la molestia inicial. Esta manifestación puede ser como un incremento en el número de episodios anuales en mujeres con cuadros repetidos de candidiasis o cómo la aparición de cuadros de candidiasis vaginal en pacientes sin historia de ello (cuatro episodios por año).

Generalmente las pacientes sufren recaídas frecuentes que requieren de tratamiento permanente (4-5). La profilaxis secundaria puede administrarse con un medicamento tópico como cotrimazol o miconazol aplicado intermitentemente u oral como ketoconazol, itraconazol o fluconazol.

Los dos primeros tienen la desventaja de absorción errática con el uso de antiácidos, interacción con los inhibidores de proteasas, y el riesgo de posible toxicidad hepática. Puede utilizarse antimicóticos, su absorción no se modifica con los alimentos ni antiácidos y su interacción con otros fármacos es mínima.

Con el uso crónico de imidazoles o triazólicos puede aparecer resistencia, en estos casos puede intentarse tratamiento tópico con nistatina, y cuando no existe otra alternativa por falta de respuesta se justifica el uso de anfotericina B, por dos o tres semanas para intentar erradicar la cepa resistente y reiniciar tratamiento con fármacos menos tóxicos y fáciles de administrar.

La evaluación inicial de la mujer infectada con VIH debe incluir una historia clínica, examen físico completo, incluyendo el examen ginecológico con colposcopia y citologia vaginal. Los exámenes de laboratorio iniciales a realizarse deben ser: biometría hemática, estudio de subpoblación de linfocitos, química sanguínea, pruebas de funcionamientos hepática, VDRL, marcadores, virales de Hepatitis B y C examen general de orina y telerradiografía de tórax.

En las mujeres infectadas con el VIH que se encuentran en la quinta década de la vida no se debe olvidar el manejo de las patologías asociadas a la edad, menopausia.

La Diabetes Mellitus tipo 2, hipertensión arterial, osteoporosis y detección oportuna de CA mamario mediante mastografía. Es en este grupo de mujeres donde debe tenerse especial cuidado en los fármacos prescritos por la posible interacción con los medicamentos antiretrovirales.

Los problemas de salud exclusivos de mujeres infectadas con el VIH son los relacionados con el aparato reproductor.

Las enfermedades de transmisión sexual suelen estar sobre representadas en las mujeres infectadas por VIH principalmente por vía heterosexual y en drogadictas.

En el grupo de mujeres estudiadas en el Instituto Nacional de Cancerología, 33% tuvieron historia de alguna enfermedad sexual. El 11% tuvieron historia de Herpes genital comparado con 5% en mujeres no infectadas y 2.4 % tuvieron antecedente de sífilis contra cero del grupo no infectado y 5.4 % del grupo de trabajadoras del sexo no infectadas.

La coinfección con el virus de papiloma humano (VPH), es sin duda uno de los problemas de salud más importantes de las mujeres coinfectadas, por el potencial oncogénico del VPH y su potenciación con la inmunodeficiencia, que facilita o acelera el desarrollo de neoplasias a nivel del tracto genital.

La prevalencia de infección por VPH es significativamente mayor en mujeres infectadas con VIH que en mujeres no infectadas, 68% vs 27 % estudiadas con PCR. La prevalencia de SIL (siglas en inglés para lesión intraepitelial escamosa) también es mayor y la mayor parte de los estudios encuentran relación entre el grado de severidad de la lesión y el estado inmunológico. En el estudio inicial en el INCAn no se encontró esta relación.

En el estudio hecho en la INCAn el 16 % de las pacientes infectadas con VIH tuvieron SIL de alto grado vs 5% del grupo control de mujeres no infectadas. El curso suele ser mas agresivo que en mujeres no infectadas, inclusive lesiones multicéntricas En general se reconoce que la mujer infectada con VIH requiere una evaluación inicial con colposcopía, citología vaginal y en caso de lesión sospechosa toma de biopsia, es recomendable revisar cada cuatro a seis meses alas pacientes con SIL de bajo grado y dar tratamiento convencional de acuerdo al tipo de lesión en las de alto grado. Es aconsejable utilizar tratamiento excisional con asa o conización con láser que permita estudiar los bordes de la pieza en lugar de los métodos ablativos como crioterapia o láser.

El seguimiento posterior debe hacerse colposcopia cada 4 a 6 meses por el alto índice de recaídas. No existen datos actuales que permitan conocer el efecto del tratamiento antiretroviral en la evolución del SIL asociado a VPH. Debo remarcar que la infección por VPH no es exclusiva de la cérvix sino puede coexistir en la vagina y vulva, por lo que no debe omitirse el examen de estos durante la colposcopia e igualmente la toma de biopsia de lesiones sospechosas a la colposcopia.

En los casos de condilomas acuminados o verrugas sexuales no hay consenso sobre como tratarlos, se aconseja dar el tratamiento el convencional a base de podofilina tópica o nitrógeno líquido, si bien la respuesta es impredecible con una tasa alta de recaídas.

En los casos de grandes lesiones puede inclusive intentarse la terapia con láser o cirugía o interferón intralesional.

En México la infección por VIH en la mujer es actualmente a través de la vía heterosexual, es en estas condiciones que se favorece el binomio VIH-VPH, siendo el CaCu.

La neoplasia más frecuente en México, todo programa de atención de mujeres infectadas con VIH debe contemplar la evaluación ginecológica completa no menos de una vez por año, idealmente cada 6 meses incluyendo colposcopia.

En nuestro país sería aconsejable realizar la serología a las mujeres surge acuden a las clínicas de lesiones tempranas de cérvix, ya que es una oportunidad única para hacer diagnósticos tempranos, evitar la transmisión vertical y a la pareja, posibilidad de dar tratamiento tempranamente para el VIH.

Esto debido a que en nuestro país existen pocas clínicas de enfermedades de transmisión sexual, no hay un programa extendido de tamizaje en mujeres embarazadas y son pocas las oportunidades de establecer diagnósticos tempranos en las mujeres que generalmente son infectadas por su pareja en el hogar y por lo mismo difícilmente se reconocen en riesgo y acuden ya tardíamente para buscar atención médica.

En forma paralela debiera realizarse la serología para VIH en todas las mujeres menores de 50 años con carcinoma cervicouterino invasor ya que el diagnóstico de infección por VIH tiene implicaciones terapéuticas y pronosticas en estas pacientes. El CaCu tiene un curso muchos más agresivo, con alto índice de recaídas y mayor mortalidad.

Le ha planteado que las mujeres con Herpes simple e infectadas con VIH pueden excretar más frecuentemente el virus que las mujeres no infectadas, lo que incremente el riesgo de transmisión del VIH a la pareja. La úlceras herpéticas en mujeres infectadas con VIH puede tardar más tiempo en resolverse, estas pacientes debe recibir tratamiento supresivo crónico con aciclovir.

Las mujeres infectadas por el VIH, pueden tener úlceras genitales no relaciona con patógenos reconocidos con productores de úlceras (Herpes simple, chancroide, silfilis), la etiología se le atribuye al propio VIH y responden a tratamiento antirretroviral. Pueden existir lesiones en genitales producidos por otras neoplasias como el linfoma no Holguín.

La enfermedad pélvica infamatoria (EPI) se considera un padecimiento de transmisión sexual, la prevalecía parece ser mayor en mujeres infectadas con VIH particularmente en la enfermas que adquirieron la infección por vía sexual y en drogadictas.

Dos aspectos se asocian al cuadro en mujeres infectadas con VIH cuantas leucocitarias más bajas a pesar de cuadros graves y con mayor frecuencia requieren tratamiento quirúrgico. Es aconsejable hospitalizar a las pacientes y administrar antibióticos por vía intravenosa en las primeras 48 a 72 horas de acuerdo a la respuesta clínica.

Le han reportado alteraciones menstruales. La primera es parte del cuadro clínico en pacientes con síndrome de desgaste avanzado, el principal problema es el temor a un embarazo. Por lo demás los estudios hormonales de mujeres no infectadas. En caso de amenorrea será indispensable realizar una prueba de embarazo para poder normar la conducta a seguir.

El médico debe localizar los sitios donde es posible realizar colposcopia para canalizar adecuadamente a las pacientes. Debe familiarizarse con las limitaciones de la citología vaginal.

Se recomienda revisar los expedientes de las pacientes para ver cuándo y cada cuanto se está realizando el examen ginecológico y citología vaginal.

ABORTO EN MÉXICO

La despenalización del aborto, el rechazo a la violación, así como la defensa de las mujeres golpeadas, han sido cuestiones en las que se ha centrado la actividad política feminista desde la década de los sesenta. Se trata de tres situaciones relacionadas directamente con el cuerpo de las mujeres y que en apariencia tienen poco que ver con la política.

El aborto en México es legal en el Distrito Federal. Lentamente se suman otros estados. Donde no se acepta, establecen que cualquier persona que practique o ayude a ejecutar un aborto con el consentimiento de la mujer será sentenciada con uno a tres de cárcel.

Sin su autorización las penas van de tres a seis años de prisión; si se utiliza la violencia, el castigo es de seis a nueve años. La pena para la mujer que consiente en abortar es de seis meses a un año, si se dan circunstancias que siguen: no debe tener mala reputación, haber ausente, la pena es de uno a cinco años de cárcel.

Independientemente de las penas que la ley establece como castigo, el aborto en México se ha convertido en un serio problema de salud pública, pues miles de mujeres mueren por practicárselo en condiciones inadecuadas.

Empero, los elementos morales y religiosos de la ultraderecha y de la iglesia católica.

Principalmente con el sexismo imperante, no obstante, en la vida diaria el aborto es practicado por millones de mujeres. En ese sentido, la despenalización significa ante toda la posibilidad de abortar sin el peligro de perder la vida, pues se calcula que en el país más de 140 mil mujeres mueren al año por abortos mal practicados.

Una idea más cercana de la cantidad de mujeres que interrumpen un embarazo en México la daría el número de hospitalizaciones y el lugar que ocupa el aborto como causa de mortalidad de las mujeres; sin embargo, si resulta complicado calcular el número total e abortos inducidos, las cifras que se refieren a muertes y complicaciones por aborto son mucho más difíciles de obtener, ya que los abortos como causa de hospitalización y muerte no son registrados aproximadamente en 50% de los casos.

De acuerdo a la Organización de "Maternidad sin Riesgo", el número de abortos anuales en México, incluyendo tanto los espontáneos como los inducidos en México y en forma clandestina oscila entre 540 mil y 850 mil mujeres cada año.

También, en Coahuila, Durango, Colima y Yucatán ésta despenalizado, además por razones eugenésicas (cuando el feto tiene malformaciones). Mientras que en Nayarit, Nuevo León, San Luis Potosí y Jalisco además las tres causas "básicas" se considera no punible cuando la salud de la mujer embarazada está en riesgo.

En la práctica, excepto en los casos de una violación denunciada, sigue siendo muy difícil un aborto seguro, aun cuando a la vida de la mujer se encuentre en peligro.

En el caso de las mujeres con sida que solicitan un aborto en los hospitales estatales, las peticiones son analizadas por un consejo médico, que la mayor parte de las veces niega el derecho al aborto.

Las leyes que regulan la práctica del aborto, no impiden que un elevado número de mujeres recurra al aborto, ni que los médicos lo practiquen en forma más o menos encubierta, en numerosos consultorios y clínicas privadas. La ley tampoco impide que para muchos médicos sea un negocio que genera importantes ganancias.

La interrupción del embarazo por razones médicas (riesgo para la salud o la vida de la mujer y alteraciones federales) durante el primer trimestre, es ampliamente aceptada por los médicos.

Sin embargo, se ha observado que el consenso entre ellos puede ser menor que el caso del aborto después de este lapso, o cuando las indicaciones son superiores al ámbito de las razones terapéuticas y obedecen a otro tipo de circunstancias, como la edad de la mujer, sus condiciones socioeconómicas, las fallas de métodos anticonceptivos, el embarazo producto de violación, o la decisión personal de abortar.

MÉTODOS ANTICONCEPTIVOS

Se deben de utilizar con dos fines: planificación familiar y evitar embarazo en pacientes de alto riesgo. Los factores de riesgo reproductivo derivan en un embarazo de alto riesgo que resulta en toxemia, hemorragias, sepsis puerperal, abortos, hasta la muerte materna.

Mortalidad materna

Causas principales: toxemia gravídica, complicaciones hemorrágicas del embarazo y del parto, sepsis puerperal, aborto como consecuencia de: condiciones maternas desfavorables de la madre durante la etapa preconcepcional, es decir, factores de riesgo reproductivo, complicaciones en el transcurso del embarazo, parto y puerperio, y factores de riesgo obstétrico. Los métodos para la anticoncepción se dividen en transitorios o temporales y definitivos.

Anticoncepción oral

La píldora es muy segura, 97-99% de seguridad anticonceptiva si se utiliza correctamente y por tiempo prolongado. Actualmente, se encuentran bajo estudio métodos hormonales para administración vía subcutánea cuya función será inmovilizar los espermatozoides a nivel cervical y evitar así el embarazo. Otros métodos inmunológicos de barrera, espermicidas, surgirán en el futuro.

MECANISMOS DE ACCIÓN DE ANTICONCEPTIVOS

Inhibición a nivel central de producción de estrógenos y progesterona actúa a nivel periférico en trompa, ovario, útero. Su principio de acción es la inhibición de la ovulación.

Los estrógenos se producen siempre en todo el ciclo y toda la vida, aun en la etapa luteínica del ciclo y en la menopausia, disminuyen sus niveles, pero no desaparecen.

Uso de anticonceptivos orales

Los hay de 21 y de 28 tabletas. Las de 21 tienen la sustancia activa; las de 28 contienen 7 tabletas, de sulfato o fumarato de hierro generalemtne, sólo para completar el mes y la paciente no se confunda con el plan. Se comienzan a utilizar a partir del 1° o 5° mes de menstruación.

Contraindicaciones: embarazo y lactancia. Antecedentes o presencia de enfermedad tromboembólica, accidente vascular cerebral, cardiopatía isquémica, enfermedad hepática, tumores mamarios, cáncer cervicouterino (no bien establecido, porque no es hormono dependiente).

Efectos adversos: sangrado transhormonal por transgresión, ausencia de menstruación, náusea, acné, piel grasa, hirsutismo, aumento de peso.

Mayores: trombosis venosa superficial y profunda, embolia, pulmonar, hipertensión, cardiopatía embolica, accidente vascular cerebral.

Dispositivo intrauterino: cada vez más utilizado; los hay simples o con hormonales adicionados. Los tradicionales con polietileno y plástico producen inflamación importante con aparición de macrófagos y éstos degluten los espermatozoides; otro mecanismos es que modifican el peristaltismo de la trompa retardando el traslado del óvulo y del espermatozoide.

Complicaciones: perforación fúndica, ístmica, cervical. Debe quedar perfectamente bien adaptado a la cavidad uterina, sino causará sangrados, dolor y la paciente termina por retirárselo con grandes posibilidades de quedar embarazada.

Aplicación: no aplicar en presencia de enfermedad pélvica inflamatoria, infección cervicouterina, durante la menstruación de preferencia. Después del parto revisar DIU al mes, después cada 6 meses y luego cada año.

Efecto del DIU sobre endometrio: reacción inflamatoria no infecciosa con infiltrado leucocitario, presencia de macrófagos, eosinófilos, células plasmáticas y cebadas; aumento de enzimas lisosomales las cuales aumentan el líquido endometrial, los fragmentan y los macrófagos los fagocitan.

Indicaciones médicas para el retiro del DIU: embarazo: cuando los filamentos son visibles, dolor pélvico o dismenorrea grave, sangrado uterino excesivo, enfermedad inflamatoria pélvica que no responde al tratamiento, menopausia. **Indicaciones:** cualquier mujer que lo solicite si no existe alguna contraindicación; de preferencia no aplicar a primigestas.

Vasectomía

Criterios de selección: edad, número de hijos vivos, sexo de los hijos, duración del matrimonio, madurez biológica, y psicológica, decisión firme basada en información experta, valoración realista de circunstancias vitales. **Contraindicaciones:** indecisión, inmadurez biológica o psicológica, temor a daño físico o sexual, decisión basada en información insuficiente o errónea, disfunción sexual, psicopatías. **Indicaciones:** deseo de participar activamente en la planificación de la familia; prevención de la transmisión de enfermedades hereditarias.

Nombre	Tipo de anticonceptivo	Tipo de uso	Porcentaje de efectividad
Condones masculinos	Barreras	Se coloca en el pene durante el acto sexual	necesario conocer la forma correcta de uso para su efectividad
Condones femeninos	Barreras	Se coloca en el cuello de la matriz antes del acto sexual	necesario conocer la forma correcta de uso para su efectividad
Diafragmas	Barreras	Se coloca el aro cubierto de látex en el cuello de la matriz.	entre un 80% y un 90% de efectividad
Espermicidas	Barreras	Se coloca la espuma en el canal vaginal Durante el acto sexual	80% de efectividad
Método de la amenorrea de la lactancia	Métodos Natural	Bloqueo natural hormonal en el eje hipotálamo-hipófisis-ovarios	
Ritmo	Métodos Natural	Se aprovechan los días que en forma natural se es menos fértil	menos de un 75% de efectividad y no protege contra enfermedades de transmisión sexual
Coito interrumpido	Métodos Natural	Se retira el pene antes de la eyaculación	menos de un 75% de efectividad y no protege contra enfermedades de transmisión sexual
Dispositivo intrauterino (DIU)	Mecánico	Elemento plástico con cobre que se coloca dentro del útero	Alrededor del 98%.

Anticonceptivos inyectables	Hormonal	Inyección mensual de hormonas sintéticas que inhiben la ovulación	un 99% de efectividad
Anticonceptivos orales	Hormonal (incluyen la píldora del día siguiente y la que evita la implantación del óvulo fecundado)	Hormonas sintéticas que se toman diariamente para inhibir la ovulación.	más de un 99% de efectividad
Salpingoclasia	Irreversibles	Ligadura de las trompas en forma permanente	un 99% de efectividad
Vasectomía	Irreversibles	Ligadura de conductos deferentes en el hombre	un 99% de efectividad
Píldora del día siguiente	Irreversibles	Evita la implantación del óvulo fecundado	un 99% de efectividad

HOMENAJE A ALFONSO REYES

Extracto de "Los Trabajos y los Días"
México, mayo de 1943

LA PARADOJA DE LA PIEL

Nada más misterioso que la piel. Es estuche que nos arropa y resguarda. Pero es tela vibrátil que nos comunica con el exterior. Es superficie, pero expresión de profundidad. Es un aislador permeable. Es sensible y es sufrida, es melindrosa y aguerrida. Imagen del misticismo militante, plumaje indemne entre pantanos, se conserva y se entrega, vive entre las tentaciones y las reduce a su dominio. Es virginidad renaciente como en las huríes orientales. Está en la zona tempestuosa donde chocan y las corrientes del yo y del no yo, y es al mismo tiempo accesible y resistente. ¡Cuánta contradicción!

¡Y si sólo fuera eso! Pero hay más: no comunica con el mundo exterior, sino que lo traduce, lo transforma al tiempo de dejarlo entrar hacia nosotros. Imaginad un teléfono que oyera una cosa y dijera otra. O mejor pensemos en la radio, que metamorfosea una vibración en otra. Recibe un choque de ondas que pertenece a la familia de la luz oscura, y entrega una onda de sonido, obrando así al revés del "peyote", la droga tarahumara, que convierte los sonidos en sensaciones luminosas. Porque el mundo material que nos rodea es de naturaleza eléctrica, y nuestros sentidos —que no son, en su suma, sino especializaciones de la piel, como lo son acaso las mismas glándulas de secreción interna, pues que están hechas de tejido ectodérmico— nos lo presentan como esto que vemos, palpamos, oímos, olemos y gustamos. Los físicos nos hacen saber que una mesa no es en realidad una mesa, sino un equilibrio en movimiento de bombardeos atómicos sostenidos por ondas rítmicas. Pues aquí aparece un nuevo enigma de la física. Esta ciencia, hoy, tiene como principal asunto el resolver el conflicto entre la concepción corpuscular y la concepción vibratoria de la materia. Una lámpara que arde puede ser concebida y rigurosamente explicada a la vez como un armonio en ejecución musical y como una ametralladora en acción.

Pero volvamos a la piel, esta aduana del ser biológico. En la piel está la punta de las agujas orientadoras, de la brújula naviera que permite al ser abrirse paso entre el caos exterior. Los órganos interiores, las entrañas, operan como plantas industriales, elaboran químicamente las sustancias absorbidas, para que no lleguen en estado bruto o natural hasta el sitio donde son requeridas. La piel funciona como aduana. Su intervención es física, pero física de transformación, según hemos dicho.

Los dermatólogos, que estudian y procuran corregir las irregularidades de este sistema aduanal —en que también acontecen desvíos, desorganizaciones, atascos burocráticos y contrabandos— no pueden quedarse en la superficie, no pueden quedarse en la piel.

Porque de allí se transmite a todo el organismo un fluido de relaciones vitales con el ambiente, en vaivén, un cambio que la ciencia llama ecología. El ser no debe entenderse como ente aislado, sino como ente constante permuta de servicios con el medio en que vive. Tan cierto es decir que el ambiente modela al ser como que el ser produce su ambiente. La imbricación de ambas corrientes es complicada e irresoluble cuando se la considera en conjunto.

Muchos males profundos y hasta las más sutiles enfermedades psicológicas, los "complejos" freudianos hoy tan a la moda, se interpretarán un día como desequilibrios y malestares de la piel. Los psicópatas tienen todo un registro de trastornos nerviosos ocasionados por las molestias que causan el cuello de la camisa o la arruga del zapato. Los voluptuosos del placer o de la tortura conocen por instinto o por práctica, la función imperial de la piel en todo el organismo. Un día se cargarán a cuenta de la piel ciertos trastornos de un órgano que no es sino receptáculo del mal, delación del mal. El órgano, insensible en su normalidad, delata la perturbación sensibilizándose; es decir, volviéndose piel. Un día se cargarán a cuenta de la piel ciertos trastornos anímicos que no son sino representaciones psicológicas del mal. El ser sumergido, insensible mientras elabora normalmente su sueño vegetativo, acusa el desequilibrio expresándose, saliendo a la superficie al modo de una piel invisible y herida.

Si, como quieren las filosofías idealistas y las religiones, el cuerpo es la sombra del espíritu, la piel es como la forma genética de esta sombra. Es inútil añadir la importancia que cobra la piel, como órgano de relación radiante y atrayente, para las filosofías materialistas. La piel no tiene dignidad menor que el corazón y el cerebro. Todas estas filosofías se confunden en aquella estrofa del poeta:

> *Divina Psiquis, dulce mariposa invisible que,*
> *Desde los abismos, has venido a ser todo*
> *Lo que en mi ser nervioso y en mi cuerpo sensible*
> *Forma la chispa sacra de la estatua de lodo.*

Acaso no se haya concedido a la piel toda la importancia que merece para la economía general. Los atisbos de la hidroterapia, aunque orientadores, no pasan de meros atisbos sobre la repulsión y descongestión de los órganos internos. La cosmética, aunque habla de nutrir la piel, más bien la esconde y disimula bajo disfraces estéticos, y a veces con consecuencias funestas. El masaje, aunque de paso estimula la piel, se destina más a los músculos y a los depósitos de grasa. Hay que insistir en el tocamiento, en la caricia, como procedimientos regularizaciones. La palpación trae vivificaciones eléctricas y vitales cuya trascendencia ignoramos, y por eso su aplicación anda hasta hoy en manos de charlatanes y saludadores.

Oigamos lo que dice Woods Hutchinson en sus "Estudios de Patología humana y comparada": "Tejido que es seda para el tacto, superficie la más bella a los ojos en todo el universo, y sin embargo muro metálico para los ataques hostiles. Por su vitalidad maravillosa, la piel es igualmente impenetrable a la sequedad y a la humedad, al frío y al calor, a los cambios eléctricos, a las bacterias hostiles, a los venenos más violentos y a los más mortíferos gases: es una de las maravillas del mundo. Más bella que el terciopelo, más flexible y dócil que la seda, más impermeable que el caucho más durable que el acero aunque se la exponga a la intemperie; casi tan resistente como el vidrio a las corrientes eléctricas; es una de las sustancias más sólidas y más a prueba contra los peligros que puedan encontrarse en los tres reinos de la naturaleza... ¡y apenas osamos dejarla que disfrute de la luz del sol y que goce del aire puro!"

Y pongamos fin a esta divagación, que podría durar muchos días, con ese inesperado elogio del "nudismo", o como hubiera dicho un antiguo, de la gimnástica

FIN

RESUMEN

Su médico de cabecera es un libro destinado al público en general, a los pacientes y familiares que quieren saber enfrentar las enfermedades que les afectan, directa o indirectamente y de cómo intervenirlas y prevenirlas oportunamente.

Tiene dedicatoria especial para los profesionales de la salud preocupados por educar a sus enfermos sobre los padecimientos que les aquejan y prevenirles sobre los riesgos a los que están expuestos. La epigenómica hoy nos permite saberlo y la farmacogenómica de cómo intervenir a tiempo.

Se agregan, en esta segunda edición, los capítulos de anticoncepción e infecciones de transmisión sexual. Está escrito en forma en forma accesible a todo público. Si en algo podemos servir para mejorar la calidad de vida de nuestros lectores, nos daremos por satisfechos.

www.ingramcontent.com/pod-product-compliance
Lightning Source LLC
Chambersburg PA
CBHW022013170526
45157CB00003B/1227